中医经典
必读

（修订版）

国家中医药管理局人教司
组织编写

全国百佳图书出版单位
中国中医药出版社
·北 京·

图书在版编目（CIP）数据

中医经典必读 / 国家中医药管理局人教司主编 .—
修订版 .—北京：中国中医药出版社，2022.4（2024.9重印）
ISBN 978-7-5132-7365-7

Ⅰ.①中… Ⅱ.①国… Ⅲ.①中国医药学 - 古籍
Ⅳ.① R2-52

中国版本图书馆 CIP 数据核字（2022）第 015099 号

中国中医药出版社出版

北京经济技术开发区科创十三街 31 号院二区 8 号楼
邮政编码　100176
传真　010-64405721
河北省武强县画业有限责任公司印刷
各地新华书店经销

开本 787×1092　1/32　印张 6.5　字数 70 千字
2022 年 4 月第 2 版　2024 年 9 月第 4 次印刷
书号　ISBN 978-7-5132-7365-7

定价 28.00 元
网址　www.cptcm.com

服务热线　010-64405510
购书热线　010-89535836
维权打假　010-64405753

微信服务号　zgzyycbs
微商城网址　https://kdt.im/LIdUGr
官方微博　http://e.weibo.com/cptcm
天猫旗舰店网址　https://zgzyycbs.tmall.com

如有印装质量问题请与本社出版部联系（010-64405510）
版权专有　侵权必究

编审委员会

编写说明

本书由国家中医药管理局人事教育司组织编写。是从《黄帝内经》(《黄帝内经素问》《灵枢经》)、《伤寒论》《金匮要略方论》、温病学名著(《叶香岩外感温热篇》《薛生白湿热病篇》《温病条辨》)中选取最为重要的原文,汇集成册。书中凡是有下划线或前面标有★号者,是必须背诵的原文,其余是必须熟读的原文。必须背诵而又组成相对复杂的方剂,附有方剂歌诀,这些歌诀也属必须背诵的范围。

本书中《黄帝内经》由上海中医药大学王庆其教授选编;《伤寒论》由北京

中医药大学郝万山教授选编;《金匮要略方论》由上海中医药大学张再良教授选编;温病学名著由北京中医药大学刘景源教授选编。各原著所据底本和所选原文的数量,详见各书篇首。

初稿完成后,我司主持召开了全国相关专家会议,广泛征求专家意见,并根据专家意见对书稿做了进一步补充、修改,使本书成为学习中医经典的必备的简易读本。因是首次作这样的尝试,编选原文难免有不足之处,敬希有关专家和广大读者提出宝贵意见,以便进一步完善。

国家中医药管理局人事教育司

2004 年 7 月

前　言

　　中医药学是我国优秀传统文化的重要组成部分，数千年来，在人民群众医疗卫生保健方面发挥了重要作用，为中华文明的发展做出了重要贡献，也对世界文明的进步产生了积极影响。《黄帝内经》《伤寒论》《金匮要略方论》及温病学名著等重要医籍，是历代医学家"勤求古训，博采众方"进行长期医疗实践的经验结晶，是构建中医学理论体系的重要支柱，在中医学发展史上先后被约定俗成地视为经典著作，成为传承中医药学理论体系与临床经验的重要载体。熟读这些经典著作是学习、继承中医学，

1

认识人体生命活动规律，提高疾病防治水平的必由门径。

继承是发展的基础和前提，发展是在继承基础上的提高和超越，创新是在继承与发展基础上的突破。历代名医和当代著名医学家，无不熟读经典，善于继承，勤于实践，勇于创新，不断推动和促进中医学的学术进步。因此，重视和加强中医经典著作的学习，对于训练临床思维方法，提高辨证论治水平，培养优秀临床人才，实现中医事业的持续、健康发展，具有十分重要的意义。

为此，我司组织全国有关专家编写、审定了《中医经典必读》一书，为中医经典著作的学习提供一部切于实用的简易读本。该书对牢固树立专业思想，夯实中医基本功底，具有重要作用。本书将作为各层次中医人才考核和高等中医药院校教学评估的内容之一。

"将升岱岳，非径奚为？欲诣扶桑，无舟莫适"。愿本书的编写出版，对促进中医学术水平和提高临床疗效发挥积极的作用。

国家中医药管理局人事教育司
2004 年 7 月

目 录

目

录

目
录

目
录

4

目
录

目录

目
录

目录

目

录

《黄帝内经》必读

《黄帝内经素问》原文选自明·顾从德刻本,《灵枢经》原文选自明·赵府居敬堂刻本。为了便于诵读,本书将原文按照养生、阴阳五行、藏象、精气神、经脉、病因病机、病证、诊法、治则治法九大类分类选编。

养　生

《素问·上古天真论》：上古之人,其知道者,法于阴阳,和于术数,食饮有节,起居有常,不妄作劳,故能形与神俱,而尽终其天年,度百岁乃去。今时之人不然也,以酒为浆,以妄为常,醉以入房，以欲竭其精，以耗散其真，不知持满，不时御神，务快其心，逆于生乐，起居无节，故半百而衰也。

虚邪贼风，避之有时，恬惔虚无，真气从之，精神内守，病安从来。是以志闲而少欲，心安而不惧，形劳而不倦，气从以顺，各从其欲，皆得所愿。故美其食，任其服，乐其俗，高下不相慕，其民故曰朴。是以嗜欲不能劳其目，淫邪不能惑其心，愚智贤不肖，不惧于物，故合于道。

女子七岁，肾气盛，齿更发长；二七而天癸至，任脉通，太冲脉盛，月事以时下，故有子；三七，肾气平均，故真牙生而长极；四七，筋骨坚，发长极，身体盛壮；五七，阳明脉衰，面始焦，发始堕；六七，三阳脉衰于上，面皆焦，发始白；七七，任脉虚，太冲脉衰少，天癸竭，地道不通，故形坏而无子也。丈夫八岁，肾气实，发长齿更；二八，肾气盛，天癸至，精气溢写，阴阳和，故能有子；三八，肾气平均，筋骨劲强，故真牙生而长极；四八，筋骨隆盛，肌肉满壮；五八，肾气衰，发堕齿槁；六八，阳气衰竭于上，面焦，发鬓颁白；七八，肝气衰，筋不能动；八八，天癸竭，精少，肾藏衰，形体皆极，则齿发去。肾者主水，受五藏六府之精而藏之，故五藏盛，乃能写。今五藏皆衰，筋骨解堕，天癸尽矣，故发鬓白，身体重，行步不正，而无子耳。

《素问·四气调神大论》：春三月，此谓发陈，天地俱生，万物以荣，夜卧早起，广步于庭，被发缓形，以使志生，生而勿杀，予而勿夺，赏而勿罚，此春气之应，养生之道也。逆之则伤肝，夏为寒变，奉长者少。

夏三月，此谓蕃秀，天地气交，万物华实，夜卧早起，无厌于日，使志无怒，使华英成秀，使气得泄，若所爱在外，此夏气之应，养长之道也。逆之则伤心，秋为痎疟，奉收者少，冬至重病。

秋三月，此谓容平，天气以急，地气以明，早卧早起，与鸡俱兴，使志安宁，以缓秋刑，收敛神气，使秋气平，无外其志，使肺气清，此秋气之应，养收之道也。逆之则伤肺，冬为飧泄，奉藏者少。

冬三月，此谓闭藏，水冰地坼，无扰乎阳，早卧晚起，必待日光，使志若伏若匿，若有私意，若已有得，去寒就温，无泄皮肤，使气亟夺，此冬气之应，养藏之道也。逆之则伤肾，春为痿厥，奉生者少。

夫四时阴阳者，万物之根本也。所以圣人春夏养阳，秋冬养阴，以从其根，故与万物沉浮于生长之门。逆其根，则伐其本，坏其真矣。故阴阳四时者，万物之终始也，死生之本也，逆之则灾害生，从之则苛疾不起，是谓得道。道者，圣人行之，愚者佩之。从阴阳则生，逆之则死，从之则治，逆之则乱。反顺为逆，是谓内格。是故圣人不治已病治未病，不治已乱治未乱，此之谓也。夫病已成而后药之，乱已成而后治之，譬犹渴而穿井，斗而铸锥，不亦晚乎！

《素问·气交变大论》：夫道者，上知天文，下知地理，中知人事，可以长久。

阴阳五行

《素问·阴阳应象大论》：阴阳者，天地之道也，万物之纲纪，变化之父母，生杀之本始，神明之府也，治病必求于本。

故积阳为天，积阴为地。阴静阳躁，阳生阴长，阳杀阴藏。阳化气，阴成形。寒极生热，热极生寒；寒气生浊，热气生清；清气在下，则生飧泄；浊气在上，则生䐜胀，此阴阳反作，病之逆从也。

故清阳为天，浊阴为地。地气上为云，天气下为雨；雨出地气，云出天气。故清阳出上窍，浊阴出下窍；清阳发腠理，浊阴走五藏；清阳实四支，浊阴归六府。

水为阴，火为阳。阳为气，阴为味。

味归形，形归气，气归精，精归化，精食气，形食味，化生精，气生形。味伤形，气伤精，精化为气，气伤于味。

阴味出下窍，阳气出上窍。味厚者为阴，薄为阴之阳；气厚者为阳，薄为阳之阴。味厚则泄，薄则通；气薄则发泄，厚则发热。壮火之气衰，少火之气壮，壮火食气，气食少火，壮火散气，少火生气。

气味，辛甘发散为阳，酸苦涌泄为阴。

阴胜则阳病，阳胜则阴病。阳胜则

热，阴胜则寒。重寒则热，重热则寒。

风胜则动，热胜则肿，燥胜则干，寒胜则浮，湿胜则濡写。

天有四时五行，以生长收藏，以生寒暑燥湿风。人有五藏化五气，以生喜怒悲忧恐。故喜怒伤气，寒暑伤形。暴怒伤阴，暴喜伤阳。厥气上行，满脉去形。喜怒不节，寒暑过度，生乃不固。故重阴必阳，重阳必阴。

阳胜则身热，腠理闭，喘麤为之俛仰，汗不出而热，齿干以烦冤，腹满，死，能冬不能夏。阴胜则身寒，汗出，身常清，数慄而寒，寒则厥，厥则腹满，死，能夏不能冬。此阴阳更胜之变，病之形能也。

故善用针者，从阴引阳，从阳引阴，以右治左，以左治右，以我知彼，以表知里，以观过与不及之理，见微得过，用之不殆。

善诊者，察色按脉，先别阴阳；审清浊，而知部分；视喘息，听音声，而知所苦；观权衡规矩，而知病所主；按尺寸、观浮沉滑涩，而知病所生。以治无过，以诊则不失矣。

《素问·六微旨大论》：成败倚伏生乎动，动而不已，则变作矣。

出入废，则神机化灭；升降息，则气立孤危。故非出入，则无以生长壮老已；非升降，则无以生长化收藏。是以升降出入，无器不有。

亢则害，承乃制，制则生化，外列盛衰，害则败乱，生化大病。

《素问·宝命全形论》：木得金而伐，火得水而灭，土得木而达，金得火而缺，水得土而绝。万物尽然，不可胜竭。

《灵枢·岁露论》：人与天地相参，与日月相应也。

藏　象

《素问·灵兰秘典论》：心者，君主之官也，神明出焉。肺者，相傅之官，治节出焉。肝者，将军之官，谋虑出焉。胆者，中正之官，决断出焉。膻中者，臣使之官，喜乐出焉。脾胃者，仓廪之官，五味出焉。大肠者，传导之官，变化出焉。小肠者，受盛之官，化物出焉。肾者，作强之官，伎巧出焉。三焦者，决渎之官，水道出焉。膀胱者，州都之官，津液藏焉，气化则能出矣。凡此十二官者，不得相失也。故主明则下安，以此养生则寿，殁世不殆，以为天下则大昌。主不明则十二官危，使道闭塞而不通，形乃大伤，以此养生则殃，以为天下者，其宗大危，戒之戒之！

《素问·六节藏象论》：帝曰：藏象何

如？岐伯曰：心者，生之本，神之变也；其华在面，其充在血脉；为阳中之太阳，通于夏气。肺者，气之本，魄之处也；其华在毛，其充在皮，为阳中之太阴，通于秋气。肾者，主蛰，封藏之本，精之处也；其华在发，其充在骨，为阴中之少阴，通于冬气。肝者，罢极之本，魂之居也；其华在爪，其充在筋，以生血气，其味酸，其色苍，此为阳中之少阳，通于春气。脾、胃、大肠、小肠、三焦、膀胱者，仓廪之本，营之居也，名曰器，能化糟粕，转味而入出者也；其华在唇四白，其充在肌，其味甘，其色黄，此至阴之类，通于土气。凡十一藏取决于胆也。

《素问·五藏别论》：脑、髓、骨、脉、胆、女子胞，此六者，地气之所生也，皆藏于阴而象于地，故藏而不写，名曰奇恒之府。夫胃、大肠、小肠、三焦、膀胱，此五者，天气之所生也，其气象天，故写而不藏。此受五藏浊气，名曰传化之府。此不能久留，输写者也，魄门亦为五藏使，水谷不得久藏。所谓五藏者，藏精气而不写也，故满而不能实。六府者，传化物而不藏，故实而不能满也。所以然者，水谷入口，则胃实而肠虚；食下，则肠实而胃虚。故曰：实而不满，满而不实也。

《素问·经脉别论》：食气入胃，散精于肝，淫气于筋。食气入胃，浊气归心，淫精于脉。脉气流经，经气归于肺，肺朝百脉，输精于皮毛。毛脉合精，行气于府，府精神明，留于四藏，气归于权衡。权衡以平，气口成寸，以决死生。

饮入于胃，遊溢精气，上输于脾。脾气散精，上归于肺，通调水道，下输膀胱。水精四布，五经并行。合于四时五藏阴阳，揆度以为常也。

《素问·太阴阳明论》：阳者，天气

也，主外。阴者，地气也，主内。故阳道实，阴道虚。故犯贼风虚邪者，阳受之；食饮不节，起居不时者，阴受之。阳受之则入六府，阴受之则入五藏。入六府则身热，不时卧，上为喘呼。入五藏则䐜满闭塞，下为飧泄，久为肠澼。故喉主天气，咽主地气，故阳受风气，阴受湿气。故阴气从足上行到头，而下行循臂到指端；阳气从手上行至头，而下行至足。故曰：阳病者，上行极而下；阴病者，下行极而上。<u>故伤于风者，上先受之；伤于湿者，下先受之。</u>

帝曰：脾病而四支不用，何也？岐伯曰：四支皆禀气于胃，而不得至经，必因于脾，乃得禀也。今脾病不能为胃行其津液，四支不得禀水谷气，气日以衰，脉道不利，筋骨肌肉，皆无气以生，故不用焉。

《灵枢·脉度》：五藏常内阅于上七

窍也，故肺气通于鼻，肺和则鼻能知香臭矣；心气通于舌，心和则舌能知五味矣；肝气通于目，肝和则目能辨五色矣；脾气通于口，脾和则口能知五谷矣；肾气通于耳，肾和则耳能闻五音矣。五藏不和则七窍不通，六府不和则留为痈。

《素问·五藏生成》：诸脉者皆属于目，诸髓者皆属于脑，诸筋者皆属于节，诸血者皆属于心，诸气者皆属于肺，此四支八溪之朝夕也。故人卧血归于肝，肝受血而能视，足受血而能步，掌受血而能握，指受血而能摄。

精气神

《灵枢·本神》：凡刺之法，先必本于神。血脉营气精神，此五藏之所藏也。

天之在我者德也，地之在我者气也，德流气薄而生者也。故生之来谓之精，两精相搏谓之神，随神往来者谓之魂，并精而出入者谓之魄，所以任物者谓之心，心有所忆谓之意，意之所存谓之志，因志而存变谓之思，因思而远慕谓之虑，因虑而处物谓之智。故智者之养生也，必顺四时而适寒暑，和喜怒而安居处，节阴阳而调刚柔，如是则僻邪不至，长生久视。

肝藏血，血舍魂，肝气虚则恐，实则怒。脾藏营，营舍意，脾气虚则四支不用，五藏不安，实则腹胀，经溲不利。心藏脉，脉舍神，心气虚则悲，实则笑不休。肺藏气，气舍魄，肺气虚则鼻塞不利，少气，实则喘喝胸盈仰息。肾藏精，精舍志，肾气虚则厥，实则胀，五藏不安。必审五藏之病形，以知其气之虚实，谨而调之也。

《灵枢·营卫生会》：人受气于谷，谷入于胃，以传与肺，五藏六府皆以受气，其清者为营，浊者为卫，营在脉中，卫在脉外，营周不休，五十而复大会。阴阳相贯，如环无端。

壮者之气血盛，其肌肉滑，气道通，营卫之行，不失其常，故昼精而夜瞑。老者之气血衰，其肌肉枯，气道涩，五藏之气相搏，其营气衰少而卫气内伐，故昼不精，夜不瞑。

中焦亦并胃中，出上焦之后，此所受气者，泌糟粕，蒸津液，化其精微，上注于肺脉，乃化而为血，以奉生身，莫贵于此，故独得行于经隧，命曰营气。

营卫者，精气也；血者，神气也。故血之与气，异名同类焉。故夺血者无汗，夺汗者无血。

上焦如雾，中焦如沤，下焦如渎。

《灵枢·决气》：黄帝曰：余闻人有精、气、津、液、血、脉，余意以为一气耳，今乃辨为六名，余不知其所以然。岐伯曰：两神相搏，合而成形，常先身生，是谓精。何谓气？岐伯曰：上焦开发，宣五谷味，熏肤，充身，泽毛，若雾露之溉，是谓气。何谓津？岐伯曰：腠理发泄，汗出溱溱，是谓津。何谓液？岐伯曰：谷入气满，淖泽注于骨，骨属屈伸，泄泽补益脑髓，皮肤润泽，是谓液。何谓血？岐伯曰：中焦受气取汁，变化而赤，是谓血。何谓脉？岐伯曰：壅遏营气，令无所避，是谓脉。

黄帝曰：六气者，有余不足，气之多少，脑髓之虚实，血脉之清浊，何以知之？岐伯曰：精脱者，耳聋；气脱者，目不明；津脱者，腠理开，汗大泄；液脱者，骨属屈伸不利，色夭，脑髓消，胫痠，耳数鸣；血脱者，色白，夭然不泽，其脉空虚，此其候也。

《灵枢·本藏》：人之血气精神者，所以奉生而周于性命者也。经脉者，所以行血气而营阴阳，濡筋骨，利关节者也。卫

16

气者，所以温分肉，充皮肤，肥腠理，司关合者也。志意者，所以御精神，收魂魄，适寒温，和喜怒者也。是故血和则经脉流行，营复阴阳，筋骨劲强，关节清利矣。卫气和则分肉解利，皮肤调柔，腠理致密矣。志意和则精神专直，魂魄不散，悔怒不起，五藏不受邪矣。寒温和则六府化谷，风痹不作，经脉通利，肢节得安矣。此人之常平也。五藏者，所以藏精神血气魂魄者也。六府者，所以化水谷而行津液者也。

《素问·调经论》：血气者，喜温而恶寒，寒则泣而不能流，温则消而去之。

经　脉

《灵枢·经脉》：黄帝曰：人始生，先成精，精成而脑髓生，骨为干，脉为营，筋为刚，肉为墙，皮肤坚而毛发长，谷入于胃，脉道以通，血气乃行。雷公曰：愿卒闻经脉之始生。黄帝曰：经脉者，所以能决死生，处百病，调虚实，不可不通。

肺手太阴之脉，起于中焦，下络大肠，还循胃口，上膈属肺，从肺系横出腋下，下循臑内，行少阴心主之前，下肘中，循臂内上骨下廉，入寸口，上鱼，循鱼际，出大指之端；其支者，从腕后直出次指内廉，出其端。

是动则病肺胀满，膨膨而喘咳，缺盆中痛，甚则交两手而瞀，此为臂厥。是主肺所生病者，咳，上气喘渴，烦心胸满，臑臂内前廉痛厥，掌中热。气盛有余，则肩背痛风寒，汗出中风，小便数而欠；气虚则肩背痛寒，少气不足以息，溺色变。为此诸病，盛则写之，虚则补之，热则疾之，寒则留之，陷下则灸之，不盛不虚，以经取之。盛者寸口大三倍于人迎；虚者

《黄帝内经》必读

则寸口反小于人迎也。

大肠手阳明之脉，起于大指次指之端，循指上廉，出合谷两骨之间，上入两筋之中，循臂上廉，入肘外廉，上臑外前廉，上肩，出髃骨之前廉，上出于柱骨之会上，下入缺盆，络肺，下膈属大肠；其支者，从缺盆上颈贯颊，入下齿中，还出夹口，交人中，左之右，右之左，上夹鼻孔。

是动则病齿痛，颈肿。是主津液所生病者，目黄，口干，鼽衄，喉痹，肩前臑痛，大指次指痛不用。气有余，则当脉所过者热肿；虚者寒栗不复。为此诸病，盛则写之，虚则补之，热则疾之，寒则留之，陷下则灸之，不盛不虚，以经取之。盛者人迎大三倍于寸口，虚者人迎反小于寸口也。

胃足阳明之脉，起于鼻之交頞中，旁纳太阳之脉，下循鼻外，入上齿中，还出

《黄帝内经》必读

夹口环唇，下交承浆，却循颐后下廉，出大迎，循颊车，上耳前，过客主人，循发际，至额颅；其支者，从大迎前下人迎，循喉咙，入缺盆，下膈，属胃络脾；其直者，从缺盆下乳内廉，下夹脐，入气街中；其支者，起于胃口，下循腹里，下至气街中而合，以下髀关，抵伏兔，下膝膑中，下循胫外廉，下足跗，入中指内间；其支者，下廉三寸而别，下入中指外间；其支者，别跗上，入大指间，出其端。

是动则病洒洒振寒，善呻，数欠，颜黑。病至则恶人与火，闻木声则惕然而惊，心欲动，独闭户塞牖而处，甚则欲上高而歌，弃衣而走，贲响腹胀，是谓骭厥。是主血所生病者，狂疟温淫汗出，鼽衄，口㖞，唇胗，颈肿，喉痹，大腹，水肿，膝膑肿痛；循膺乳、气街、股、伏兔、骭外廉、足跗上皆痛，中指不用，气盛则身以前皆热。其有余于胃，则消谷善饥，溺色黄；气不足则身以前皆寒栗，胃中寒则胀满。为此诸病，盛则写之，虚则补之，热则疾之，寒则留之，陷下则灸之，不盛不虚，以经取之。盛者人迎大三倍于寸口，虚者人迎反小于寸口也。

脾足太阴之脉，起于大指之端，循指内侧白肉际，过核骨后，上内踝前廉，上踹内，循胫骨后，交出厥阴之前，上膝股内前廉，入腹，属脾，络胃，上膈，夹咽，连舌本，散舌下；其支者，复从胃别上膈，注心中。

是动则病舌本强，食则呕，胃脘痛，腹胀善噫，得后与气，则快然如衰，身体皆重。是主脾所生病者，舌本痛，体不能动摇，食不下，烦心，心下急痛，溏瘕泄，水闭，黄疸，不能卧，强立股膝内肿厥，足大指不用。为此诸病，盛则写之，虚则补之，热则疾之，寒则留之，陷下则灸之，不盛不虚，以经取之。盛者寸口大三倍于人迎，虚者寸口反小于人迎也。

心手少阴之脉，起丁心中，出属心系，下膈络小肠；其支者，从心系上夹咽，系目系；其直者，复从心系却上肺，下出腋下，下循臑内后廉，行太阴、心主之后，下肘内，循臂内后廉，抵掌后锐骨之端，入掌内后廉，循小指之内出其端。

是动则病嗌干，心痛，渴而欲饮，是为臂厥。是主心所生病者，目黄，胁痛，臑臂内后廉痛厥，掌中热痛。为此诸病，盛则写之，虚则补之，热则疾之，寒则留之，陷下则灸之，不盛不虚，以经取之。盛者寸口大再倍于人迎，虚者寸口反小于人迎也。

小肠手太阳之脉，起于小指之端，循手外侧上腕，出踝中，直上循臂骨下廉，出肘内侧两筋之间，上循臑外后廉，出肩解，绕肩胛，交肩上，入缺盆络心，循咽下膈，抵胃属小肠；其支者，从缺盆循颈

《黄帝内经》必读

上颊，至目锐眦，却入耳中；其支者，别颊上颐抵鼻，至目内眦，斜络于颧。

是动则病嗌痛颔肿，不可以顾，肩似拔，臑似折。是主液所生病者，耳聋，目黄颊肿，颈颔肩臑肘臂外后廉痛。为此诸病，盛则写之，虚则补之，热则疾之，寒则留之，陷下则灸之，不盛不虚，以经取之。盛者人迎大再倍于寸口，虚者人迎反小于寸口也。

膀胱足太阳之脉，起于目内眦，上额交巅；其支者，从巅至耳上角；其直者，从巅入络脑，还出别下项，循肩髆内，夹脊抵腰中，入循膂，络肾属膀胱；其支者，从腰中下夹脊贯臀，入腘中；其支者，从髆内左右，别下贯胛，夹脊内，过髀枢，循髀外，从后廉下合腘中，以下贯踹内，出外踝之后，循京骨至小指外侧。

是动则病冲头痛，目似脱，项如拔，脊痛，腰似折，髀不可以曲，腘如结，踹如裂，是为踝厥。是主筋所生病者，痔、疟、狂、癫疾、头囟项痛，目黄，泪出，鼽衄，项、背、腰、尻、腘、踹、脚皆痛，小指不用。为此诸病，盛则写之，虚则补之，热则疾之，寒则留之，陷下则灸之，不盛不虚，以经取之。盛者人迎大再倍于寸口，虚者人迎反小于寸口也。

肾足少阴之脉，起于小指之下，邪走足心，出于然谷之下，循内踝之后，别入跟中，以上踹内，出腘内廉，上股内后廉，贯脊属肾，络膀胱；其直者，从肾上贯肝膈，入肺中，循喉咙，夹舌本；其支者，从肺出络心，注胸中。

是动则病饥不欲食，面如漆柴，咳唾则有血，喝喝而喘，坐而欲起，目䀮䀮如无所见，心如悬若饥状；气不足则善恐，心惕惕如人将捕之，是为骨厥。是主肾所生病者，口热舌干，咽肿上气，嗌干及痛，烦心，心痛，黄疸，肠澼，脊股内后廉痛，痿厥，嗜卧，足下热而痛。为此诸病，盛则写之，虚则补之，热则疾之，寒则留之，陷下则灸之，不盛不虚，以经取之。灸则强食生肉，缓带披发，大杖重履而步。盛者寸口大再倍于人迎，虚者寸口反小于人迎也。

心主手厥阴心包络之脉，起于胸中，出属心包络，下膈，历络三焦；其支者，循胸出胁，下腋三寸，上抵腋下，循臑内，行太阴少阴之间，入肘中，下臂，行两筋之间，入掌中，循中指出其端；其支者，别掌中，循小指次指出其端。

是动则病手心热，臂肘挛急，腋肿，甚则胸胁支满，心中憺憺大动，面赤目黄，喜笑不休。是主脉所生病者，烦心，心痛，掌中热。为此诸病，盛则写之，虚则补之，热则疾之，寒则留之，陷下则灸之，不盛不虚，以经取之。盛者寸口大一倍于人迎，虚者寸口反小于人迎也。

三焦手少阳之脉，起于小指次指之端，上出两指之间，循手表腕，出臂外两骨之间，上贯肘，循臑外上肩，而交出足少阳之后，入缺盆，布膻中，散落心包，下膈，循属三焦；其支者，从膻中上出缺盆，上项，系耳后直上，出耳上角，以屈下颊至䪼；其支者，从耳后入耳中，出走耳前，过客主人前，交颊，至目锐眦。

是动则病耳聋浑浑焞焞，嗌肿，喉痹。是主气所生病者，汗出，目锐眦痛，颊痛，耳后肩臑肘臂外皆痛，小指次指不用。为此诸病，盛则写之，虚则补之，热则疾之，寒则留之，陷下则灸之，不盛不虚，以经取之。盛者人迎大一倍于寸口，虚者人迎反小于寸口也。

胆足少阳之脉，起于目锐眦，上抵头角，下耳后，循颈行手少阳之前，至肩上，却交出手少阳之后，入缺盆；其支者，从耳后入耳中，出走耳前，至目锐眦后；其支者，别锐眦，下大迎，合于手少阳，抵于𫓧，下加颊车，下颈合缺盆以下胸中，贯膈络肝属胆，循胁里，出气街，绕毛际，横入髀厌中；其直者，从缺盆下腋，循胸过季胁，下合髀厌中，以下循髀阳，出膝外廉，下外辅骨之前，直下抵绝骨之端，下出外踝之前，循足跗上，入小指次指之间；其支者，别跗上，入大指之间，循大指歧骨内，出其端，还贯爪甲，出三毛。

是动则病口苦，善太息，心胁痛不能转侧，甚则面微有尘，体无膏泽，足外反热，是为阳厥。是主骨所生病者，头痛颔痛，目锐眦痛，缺盆中肿痛，腋下肿，马刀侠瘿，汗出振寒，疟，胸胁肋髀膝外至胫绝骨外踝前及诸节皆痛，小指次指不用。为此诸病，盛则写之，虚则补之，热则疾之，寒则留之，陷下则灸之，不盛不虚，以经取之。盛者人迎大一倍于寸口，虚者人迎反小于寸口也。

　　肝足厥阴之脉，起于大指丛毛之际，上循足跗上廉，去内踝一寸，上踝八寸，交出太阴之后，上腘内廉，循股阴入毛中，过阴器，抵小腹，夹胃属肝络胆，上贯膈，布胁肋，循喉咙之后，上入颃颡，连目系，上出额，与督脉会于巅；其支者，从目系下颊里，环唇内；其支者，复从肝别贯膈，上注肺。

　　是动则病腰痛不可以俛仰，丈夫㿉疝，妇人少腹痛，甚则嗌干，面尘脱色。是主肝所生病者，胸满呕逆飧泄，狐疝遗溺闭癃。为此诸病，盛则写之，虚则补之，热则疾之，寒则留之，陷下则灸之，不盛不虚，以经取之。盛者寸口大一倍于人迎，虚者寸口反小于人迎也。

病因病机

《灵枢·百病始生》黄帝问于岐伯曰：夫百病之始生也，皆生于风雨寒暑，清湿喜怒。喜怒不节则伤藏，风雨则伤上，清湿则伤下，三部之气，所伤异类，愿闻其会。岐伯曰：三部之气各不同，或起于阴，或起于阳，请言其方。喜怒不节则伤藏，藏伤则病起于阴也；清湿袭虚，则病起于下；风雨袭虚，则病起于上，是谓三部。至于其淫泆，不可胜数。

风雨寒热，不得虚，邪不能独伤人。卒然逢疾风暴雨而不病者，盖无虚，故邪不能独伤人。此必因虚邪之风，与其身形，两虚相得，乃客其形，两实相逢，众人肉坚，其中于虚邪也，因于天时，与其身形，参以虚实，大病乃成。气有定舍，因处为名，上下中外，分为三员。

阳络伤则血外溢，血外溢则衄血；阴络伤则血内溢，血内溢则后血。

《素问·生气通天论》：夫自古通天者，生之本，本于阴阳。天地之间，六合之内，其气九州、九窍、五藏、十二节，皆通乎天气。其生五，其气三，数犯此者，则邪气伤人，此寿命之本也。苍天之气，清净则志意治，顺之则阳气固，虽有贼邪，弗能害也，此因时之序。故圣人传精神，服天气，而通神明。失之，则内闭九窍，外壅肌肉，卫气散解，此谓自伤，气之削也。

阳气者，若天与日，失其所则折寿而不彰，故天运当以日光明。是故阳因而上，卫外者也。因于寒，欲如运枢，起居如惊，神气乃浮。因于暑，汗，烦则喘喝，静则多言。体若燔炭，汗出而散。因于湿，首如裹，湿热不攘，大筋软短，小筋弛长，软短为拘，弛长为痿。因于气，为肿，四维相代，阳气乃竭。

阳气者，烦劳则张，精绝，辟积于夏，使人煎厥。目盲不可以视，耳闭不可以听，溃溃乎若坏都，汩汩乎不可止。阳气者，大怒则形气绝，而血菀于上，使人薄厥。有伤于筋，纵，其若不容。汗出偏沮，使人偏枯。汗出见湿，乃生痤疿。高梁之变，足生大丁，受如持虚。劳汗当风，寒薄为皶，郁乃痤。

阳气者，精则养神，柔则养筋。开阖不得，寒气从之，乃生大偻。陷脉为瘘，留连肉腠。俞气化薄，传为善畏，及为惊骇。营气不从，逆于肉理，乃生痈肿。魄汗未尽，形弱而气烁，穴俞以闭，发为风疟。故风者，百病之始也，清静则肉腠闭拒，虽有大风苛毒，弗之能害，此因时之序也。故病久则传化，上下不并，良医弗为。故阳畜积病死，而阳气当隔，隔者当写，不亟正治，粗乃败之。

故阳气者，一日而主外，平旦人气生，日中而阳气隆，日西而阳气已虚，气门乃闭。是故暮而收拒，无扰筋骨，无见雾露，反此三时，形乃困薄。

阴者，藏精而起亟也；阳者，卫外而为固也。阴不胜其阳，则脉流薄疾，并乃狂。阳不胜其阴，则五藏气争，九窍不通。是以圣人陈阴阳，筋脉和同，骨髓坚固，气血皆从。如是则内外调和，邪不能害，耳目聪明，气立如故。风客淫气，精乃亡，邪伤肝也。因而饱食，筋脉横解，肠澼为痔。因而大饮，则气逆。因而强力，肾气乃伤，高骨乃坏。

凡阴阳之要，阳密乃固，两者不和，若春无秋，若冬无夏，因而和之，是谓圣度。故阳强不能密，阴气乃绝；阴平阳秘，精神乃治；阴阳离决，精气乃绝。

因于露风，乃生寒热。是以春伤于风，邪气留连，乃为洞泄；夏伤于暑，秋为痎疟；秋伤于湿，上逆而咳，发为痿厥；冬伤于寒，春必温病。四时之气，更伤五藏。

阴之所生，本在五味；阴之五宫，伤在五味。是故味过于酸，肝气以津，脾气乃绝；味过于咸，大骨气劳，短肌，心气抑；味过于甘，心气喘满，色黑，肾气不衡；味过于苦，脾气不濡，胃气乃厚；味过于辛，筋脉沮弛，精神乃央。是故谨和五味，骨正筋柔，气血以流，腠理以密，如是则骨气以精，谨道如法，长有天命。

《素问·举痛论》：余知百病生于气也，怒则气上，喜则气缓，悲则气消，恐则气下，寒则气收，炅则气泄，惊则气乱，劳则气耗，思则气结。

《素问·调经论》：经言阳虚则外寒，阴虚则内热，阳盛则外热，阴盛则内寒，余已闻之矣，不知其所由然也。岐伯曰：阳受气于上焦，以温皮肤分肉之间，今寒气在外，则上焦不通，上焦不通则寒气独留于外，故寒慄。帝曰：阴虚生内热奈何？岐伯曰：有所劳倦，形气衰少，谷气不盛，上焦不行，下脘不通，胃气热，热气熏胸中，故内热。帝曰：阳盛生外热奈何？岐伯曰：上焦不通利，则皮肤致密，腠理闭塞，玄府不通，卫气不得泄越，故外热。帝曰：阴盛生内寒奈何？岐伯曰：厥气上逆，寒气积于胸中而不写，不写则温气去，寒独留，则血凝泣，凝则脉不通，其脉盛大以涩，故中寒。

《素问·至真要大论》帝曰：善。夫百病之生也，皆生于风寒暑湿燥火，以之化之变也。经言盛者写之，虚者补之，余锡以方士，而方士用之尚未能十全。余欲令要道必行，桴鼓相应，犹拔刺雪污，工巧神圣，可得闻乎？岐伯曰：审察病机，无失气宜。此之谓也。

帝曰：愿闻病机何如？岐伯曰：诸风

掉眩，皆属于肝。诸寒收引，皆属于肾。诸气膹郁，皆属于肺。诸湿肿满，皆属于脾。诸热瞀瘛，皆属于火。诸痛痒疮，皆属于心。诸厥固泄，皆属于下。诸痿喘呕，皆属于上。诸禁鼓慄，如丧神守，皆属于火。诸痉项强，皆属于湿。诸逆冲上，皆属于火。诸胀腹大，皆属于热。诸躁狂越，皆属于火。诸暴强直，皆属于风。诸病有声，鼓之如鼓，皆属于热。诸病胕肿，疼酸惊骇，皆属于火。诸转反戾，水液混浊，皆属于热。诸病水液，澄澈清冷，皆属于寒。诸呕吐酸，暴注下迫，皆属于热。故《大要》曰：谨守病机，各司其属，有者求之，无者求之，盛者责之，虚者责之，必先五胜，疏其血气，令其调达，而致和平。

《灵枢·五变》：黄帝曰：一时遇风，同时得病，其病各异，愿闻其故。少俞曰：善乎哉问！请论以比匠人。匠人磨斧斤，砺刀削，斲材木。木之阴阳，尚有坚脆，坚者不入，脆者皮弛，至其交节，而缺斤斧焉。夫一木之中，坚脆不同，坚者则刚，脆者易伤，况其材木之不同，皮之厚薄，汁之多少，而各异耶？夫木之蚤花先生叶者，遇春霜烈风，则花落而叶萎；久曝大旱，则脆木薄皮者，枝条汁少而叶萎；久阴淫雨，则薄皮多汁者，皮溃而漉；卒风暴起，则刚脆之木，枝折扤伤；秋霜疾风，则刚脆之木，根摇而叶落。凡此五者，各有所伤，况于人乎？

黄帝曰：以人应木奈何？少俞答曰：木之所伤也，皆伤其枝，枝之刚脆而坚，未成伤也。人之有常病也，亦因其骨节、皮肤、腠理之不坚固者，邪之所舍也，故常为病也。

《灵枢·口问》：邪之所在，皆为不足。故上气不足，脑为之不满，耳为之苦鸣，头为之苦倾，目为之眩。中气不足，溲便为之变，肠为之苦鸣。下气不足，则乃为痿厥心悗。

《素问·经脉别论》：春秋冬夏，四时阴阳，生病起于过用，此为常也。

《素问·评热病论》：邪之所凑，其气必虚，阴虚者，阳必凑之。

《素问·通评虚实论》：邪气盛则实，精气夺则虚。

《素问·宣明五气》：五劳所伤：久视伤血，久卧伤气，久坐伤肉，久立伤骨，久行伤筋，是谓五劳所伤。

《素问·刺法论》：余闻五疫之至，皆相染易，无问大小，病状相似，不施救疗，如何可得不相移易者？岐伯曰：不相染者，正气存内，邪不可干，避其毒气。

《素问·阴阳应象大论》：冬伤于寒，春必温病；春伤于风，夏生飧泄；夏伤于暑，秋必痎疟；秋伤于湿，冬生咳嗽。

《黄帝内经》必读

病　证

《素问·热论》：黄帝问曰：今夫热病者，皆伤寒之类也。或愈或死，其死皆以六七日之间，其愈皆以十日以上者何也？不知其解，愿闻其故。岐伯对曰：巨阳者，诸阳之属也，其脉连于风府，故为诸阳主气也。人之伤于寒也，则为病热，热虽甚不死。其两感于寒而病者，必不免于死。

帝曰：愿闻其状。岐伯曰：伤寒一日，巨阳受之，故头项痛，腰脊强。二日，阳明受之，阳明主肉，其脉侠鼻络于目，故身热，目疼而鼻干，不得卧也。三日，少阳受之，少阳主胆，其脉循胁络于耳，故胸胁痛而耳聋。三阳经络皆受其病，而未入于藏者，故可汗而已。四日，太阴受之，太阴脉布胃中，络于嗌，故腹满而嗌干。五日，少阴受之，少阴脉贯肾络于肺，系舌本，故口燥舌干而渴。六日，厥阴受之，厥阴脉循阴器而络于肝，故烦满而囊缩。三阴三阳，五藏六府皆受病，荣卫不行，五藏不通则死矣。

其不两感于寒者，七日，巨阳病衰，头痛少愈。八日，阳明病衰，身热少愈。九日，少阳病衰，耳聋微闻。十日，太阴病衰，腹减如故，则思饮食。十一日，少阴病衰，渴止不满，舌干已而嚏。十二日，厥阴病衰，囊纵，少腹微下，大气皆去，病日已矣。

帝曰：治之奈何？岐伯曰：治之各通其藏脉，病日衰已矣。其未满三日者，可汗而已；其满三日者，可泄而已。

帝曰：热病已愈，时有所遗者，何也？岐伯曰：诸遗者，热甚而强食之，故有所遗也。若此者，皆病已衰，而热有所藏，因其谷气相薄，两热相合，故有所遗也。帝曰：善。治遗奈何？岐伯曰：视其虚实，调其逆从，可使必已矣。帝曰：病热当何禁之？岐伯曰：病热少愈，食肉则复，多食则遗，此其禁也。

帝曰：其病两感于寒者，其脉应与其病形何如？岐伯曰：两感于寒者，病一日，则巨阳与少阴俱病，则头痛口干而烦满。二日，则阳明与太阴俱病，则腹满身热，不欲食，谵言。三日，则少阳与厥阴俱病，则耳聋囊缩而厥，水浆不入，不知人，六日死。帝曰：五藏已伤，六府不通，荣卫不行，如是之后，三日乃死，何也？岐伯曰：阳明者，十二经脉之长也，其血气盛，故不知人三日，其气乃尽，故死矣。

凡病伤寒而成温者，先夏至日者为病温，后夏至日者为病暑，暑当与汗皆出，勿止。

《素问·评热病论》：黄帝问曰：有病

温者，汗出辄复热，而脉躁疾不为汗衰，狂言不能食，病名为何？岐伯对曰：病名阴阳交，交者死也。帝曰：愿闻其说。岐伯曰：人所以汗出者，皆生于谷，谷生于精，今邪气交争于骨肉而得汗者，是邪却而精胜也。精胜，则当能食而不复热。复热者，邪气也。汗者，精气也。今汗出而辄复热者，是邪胜也，不能食者，精无俾也。病而留者，其寿可立而倾也。且夫《热论》曰：汗出而脉尚躁盛者死。今脉不与汗相应，此不胜其病也，其死明矣。狂言者，是失志，失志者死。今见三死，不见一生，虽愈必死也。

帝曰：有病身热，汗出烦满，烦满不为汗解，此为何病？岐伯曰：汗出而身热者，风也；汗出而烦满不解者，厥也，病名曰风厥。帝曰：愿卒闻之。岐伯曰：巨阳主气，故先受邪，少阴与其为表里也，得热则上从之，从之则厥也。帝曰：治之奈何？岐伯曰：表里刺之，饮之服汤。

帝曰：劳风为病何如？岐伯曰：劳风法在肺下。其为病也，使人强上冥视，唾出若涕，恶风而振寒，此为劳风之病。帝曰：治之奈何？岐伯曰：以救俛仰，巨阳引。精者三日，中年者五日，不精者七日。咳出青黄涕，其状如脓，大如弹丸，从口中若鼻中出，不出则伤肺，伤肺则死也。

《素问·咳论》：黄帝问曰：肺之令人咳，何也？岐伯对曰：<u>五藏六府皆令人咳，非独肺也。</u>

帝曰：愿闻其状。岐伯曰：皮毛者，肺之合也，皮毛先受邪气，邪气以从其合也。其寒饮食入胃，从肺脉上至于肺，则肺寒，肺寒则外内合邪，因而客之，则为肺咳。五藏各以其时受病，非其时，各传以与之，人与天地相参，故五藏各以治时，感于寒则受病，微则为咳，甚者为泄，为痛。乘秋则肺先受邪，乘春则肝先受之，乘夏则心先受之，乘至阴则脾先受之，乘冬则肾先受之。

帝曰：何以异之？岐伯曰：肺咳之状，咳则喘息有音，甚则唾血。心咳之状，咳则心痛，喉中介介如梗状，甚则咽肿喉痹。肝咳之状，咳则两胁下痛，甚则不可以转，转则两胠下满。脾咳之状，咳则右胁下痛，阴阴引肩背，甚则不可以动，动则咳剧。肾咳之状，咳则腰背相引而痛，甚则咳涎。

帝曰：六府之咳奈何？安所受病？岐伯曰：五藏之久咳，乃移于六府。脾咳不已，则胃受之，胃咳之状，咳而呕，呕甚则长虫出。肝咳不已，则胆受之，胆咳之状，咳呕胆汁。肺咳不已，则大肠受之，大肠咳状，咳而遗失。心咳不已，则小肠受之，小肠咳状，咳而失气，气与咳俱失。肾咳不已，则膀胱受之，膀胱咳

《黄帝内经》必读

状，咳而遗溺。久咳不已，则三焦受之，三焦咳状，咳而腹满，不欲食饮。此皆聚于胃，关于肺，使人多涕唾，而面浮肿气逆也。

帝曰：治之奈何？岐伯曰：治藏者治其俞，治府者治其合，浮肿者治其经。帝曰：善。

《素问·举痛论》：黄帝问曰：余闻善言天者，必有验于人；善言古者，必有合于今；善言人者，必有厌于己。如此，则道不惑而要数极，所谓明也。今余问于夫子，令言而可知，视而可见，扪而可得，令验于己，而发蒙解惑，可得而闻乎？岐伯再拜稽首对曰：何道之问也？帝曰：愿闻人之五藏卒痛，何气使然？岐伯对曰：经脉流行不止，环周不休，寒气入经而稽迟，泣而不行，客于脉外则血少，客于脉中则气不通，故卒然而痛。

寒气客于脉外则脉寒，脉寒则缩踡，

缩踡则脉绌急，绌急则外引小络，故卒然而痛，得炅则痛立止；因重中于寒，则痛久矣。寒气客于经脉之中，与炅气相薄则脉满，满则痛而不可按也。寒气稽留，炅气从上，则脉充大而血气乱，故痛甚不可按也。寒气客于肠胃之间，膜原之下，血不得散，小络急引故痛，按之则血气散，故按之痛止。寒气客于侠脊之脉，则深按之不能及，故按之无益也。寒气客于冲脉，冲脉起于关元，随腹直上，寒气客则脉不通，脉不通则气因之，故喘动应手矣。寒气客于背俞之脉，则脉泣，脉泣则血虚，血虚则痛，其俞注于心，故相引而痛。按之则热气至，热气至则痛止矣。寒气客于厥阴之脉，厥阴之脉者，络阴器，系于肝，寒气客于脉中，则血泣脉急，故胁肋与少腹相引痛矣。厥气客于阴股，寒气上及少腹，血泣在下相引，故腹痛引阴股。寒气客于小肠膜原之间，络血之中，

《黄帝内经》必读

血泣不得注于大经，血气稽留不得行，故宿昔而成积矣。寒气客于五藏，厥逆上泄，阴气竭，阳气未入，故卒然痛死不知人，气复反，则生矣。寒气客于肠胃，厥逆上出，故痛而呕也。寒气客于小肠，小肠不得成聚，故后泄腹痛矣。热气留于小肠，肠中痛，瘅热焦渴，则坚干不得出，故痛而闭不通矣。

《素问·痹论》：黄帝问曰：痹之安生？岐伯对曰：风寒湿三气杂至合而为痹也。其风气胜者为行痹，寒气胜者为痛痹，湿气胜者为著痹也。

帝曰：其有五者何也？岐伯曰：以冬遇此者为骨痹，以春遇此者为筋痹，以夏遇此者为脉痹，以至阴遇此者为肌痹，以秋遇此者为皮痹。

帝曰：内舍五藏六府，何气使然？岐伯曰：五藏皆有合，病久而不去者，内舍于其合也。故骨痹不已，复感于邪，内舍于肾；筋痹不已，复感于邪，内舍于肝；脉痹不已，复感于邪，内舍于心；肌痹不已，复感于邪，内舍于脾；皮痹不已，复感于邪，内舍于肺。所谓痹者，各以其时重感于风寒湿之气也。

凡痹之客五藏者，肺痹者，烦满喘而呕；心痹者，脉不通，烦则心下鼓，暴上气而喘，嗌干，善噫，厥气上则恐；肝痹者，夜卧则惊，多饮数小便，上为引如怀；肾痹者，善胀，尻以代踵，脊以代头；脾痹者，四肢解墯，发咳呕汁，上为大塞。肠痹者，数饮而出不得，中气喘争，时发飧泄。胞痹者，少腹膀胱按之内痛，若沃以汤，涩于小便，上为清涕。

阴气者，静则神藏，躁则消亡。饮食自倍，肠胃乃伤。淫气喘息，痹聚在肺；淫气忧思，痹聚在心；淫气遗溺，痹聚在肾；淫气乏竭，痹聚在肝；淫气肌绝，痹聚在脾。

诸痹不已，亦益内也。其风气胜者，其人易已也。

帝曰：痹，其时有死者，或疼久者，或易已者，其故何也？岐伯曰：其入藏者死，其留连筋骨间者疼久，其留皮肤间者易已。

帝曰：荣卫之气亦令人痹乎？岐伯曰：荣者，水谷之精气也，和调于五藏，洒陈于六府，乃能入于脉也，故循脉上下，贯五藏，络六府也。卫者，水谷之悍气也，其气慓疾滑利，不能入于脉也，故循皮肤之中，分肉之间，熏于肓膜，散于胸腹，逆其气则病，从其气则愈，不与风寒湿气合，故不为痹。

痛者，寒气多也，有寒故痛也。其不痛不仁者，病久入深，荣卫之行涩，经络时踈，故不通。皮肤不营，故为不仁。其寒者，阳气少，阴气多，与病相益，故寒也。其热者，阳气多，阴气少，病气胜，阳遭阴，故为痹热。其多汗而濡者，此其逢湿甚也，阳气少，阴气盛，两气相感，故汗出而濡也。

帝曰：夫痹之为病，不痛何也？岐伯曰：痹在于骨则重，在于脉则血凝而不流，在于筋则屈不伸，在于肉则不仁，在于皮则寒，故具此五者，则不痛也。凡痹之类，逢寒则虫，逢热则纵。

《素问·痿论》：黄帝问曰：五藏使人痿，何也？岐伯对曰：肺主身之皮毛，心主身之血脉，肝主身之筋膜，脾主身之肌肉，肾主身之骨髓。故肺热叶焦，则皮毛虚弱急薄，著则生痿躄也。心气热，则下脉厥而上，上则下脉虚，虚则生脉痿，枢折挈，胫纵而不任地也。肝气热，则胆泄口苦，筋膜干，筋膜干则筋急而挛，发为筋痿。脾气热，则胃干而渴，肌肉不仁，发为肉痿。肾气热，则腰脊不举，骨枯而髓减，发为骨痿。

帝曰：何以得之？岐伯曰：肺者，藏之长也，为心之盖也，有所失亡，所求不得，则发肺鸣，鸣则肺热叶焦。故曰：<u>五藏因肺热叶焦发为痿躄</u>，此之谓也。悲哀太甚，则胞络绝，胞络绝则阳气内动，发则心下崩，数溲血也。故《本病》曰：大经空虚，发为肌痹，传为脉痿。思想无穷，所愿不得，意淫于外，入房太甚，宗筋弛纵，发为筋痿，及为白淫。故《下经》曰：筋痿者，生于肝，使内也。有渐于湿，以水为事，若有所留，居处相湿，肌肉濡渍，痹而不仁，发为肉痿。故《下经》曰：肉痿者，得之湿地也。有所远行劳倦，逢大热而渴，渴则阳气内伐，内伐则热舍于肾，肾者水藏也，今水不胜火，则骨枯而髓虚，故足不任身，发为骨痿。故《下经》曰：骨痿者，生于大热也。

帝曰：何以别之？岐伯曰：肺热者，色白而毛败；心热者，色赤而络脉溢；肝热者，色苍而爪枯；脾热者，色黄而肉蠕动；肾热者，色黑而齿槁。

帝曰：如夫子言可矣。论言治痿者，独取阳明何也？岐伯曰：阳明者，五藏六府之海，主闰宗筋，宗筋主束骨而利机关也。冲脉者，经脉之海也，主渗灌谿谷，与阳明合于宗筋，阴阳揔宗筋之会，会于气街，而阳明为之长，皆属于带脉，而络于督脉。故阳明虚，则宗筋纵，带脉不引，故足痿不用也。帝曰：治之奈何？岐伯曰：各补其荥而通其俞，调其虚实，和其逆顺，筋脉骨肉，各以其时受月，则病已矣。帝曰：善。

《灵枢·水胀》：黄帝问于岐伯曰：水与肤胀、鼓胀、肠覃、石瘕、石水，何以别之？岐伯答曰：水始起也，目窠上微肿，如新卧起之状，其颈脉动，时咳，阴股间寒，足胫肿，腹乃大，其水已成矣。以手按其腹，随手而起，如裹水之状，此其候也。

黄帝曰：肤胀何以候之？岐伯曰：肤胀者，寒气客于皮肤之间，鼕鼕然不坚，腹大，身尽肿，皮厚，按其腹，窅而不起，腹色不变，此其候也。

鼓胀何如？岐伯曰：腹胀身皆大，大与肤胀等也，色苍黄，腹筋起，此其候也。

肠覃何如？岐伯曰：寒气客于肠外，与卫气相搏，气不得荣，因有所系，癖而内著，恶气乃起，瘜肉乃生。其始生也，大如鸡卵，稍以益大，至其成，如怀子之状，久者离岁，按之则坚，推之则移，月事以时下，此其候也。

石瘕何如？岐伯曰：石瘕生于胞中，寒气客于子门，子门闭塞，气不得通，恶血当写不写，衃以留止，日以益大，状如怀子，月事不以时下。皆生于女子，可导而下。

《素问·汤液醪醴论》：帝曰：其有不从毫毛而生，五藏阳以竭也。津液充郭，其魄独居，精孤于内，气耗于外，形不可与衣相保，此四极急而动中，是气拒于内而形施于外，治之奈何？岐伯曰：平治于权衡，去宛陈莝，微动四极，温衣，缪刺其处，以复其形。开鬼门，洁净府，精以时服，五阳已布，疏涤五藏。故精自生，形自盛，骨肉相保，巨气乃平。

《素问·奇病论》：帝曰：有病口甘者，病名为何？何以得之？岐伯对曰：此五气之溢也，名曰脾瘅。夫五味入口，藏于胃，脾为之行其精气，津液在脾，故令人口甘也；此肥美之所发也；此人必数食甘美而多肥也，肥者令人内热，甘者令人中满，故其气上溢，转为消渴。治之以兰，除陈气也。

《素问·水热穴论》：肾者，胃之关也，关门不利，故聚水而从其类也。

《素问·调经论》：血之与气，并走于上，则为大厥，厥则暴死，气复反则生，不反则死。

诊　法

《素问·脉要精微论》：诊法常以平旦，阴气未动，阳气未散，饮食未进，经脉未盛，络脉调匀，气血未乱，故乃可诊有过之脉。切脉动静，而视精明，察五色，观五藏有余不足，六府强弱，形之盛衰，以此参伍，决死生之分。

夫脉者，血之府也。长则气治，短则气病；数则烦心，大则病进；上盛则气高，下盛则气胀；代则气衰，细则气少，涩则心痛；浑浑革至如涌泉，病进而色弊，绵绵其去如弦绝，死。

夫精明五色者，气之华也，赤欲如白裹朱，不欲如赭；白欲如鹅羽，不欲如盐；青欲如苍璧之泽，不欲如蓝；黄欲如罗裹雄黄，不欲如黄土；黑欲如重漆色，不欲如地苍。五色精微象见矣，其寿不久也。夫精明者，所以视万物，别白黑，审短长。以长为短，以白为黑，如是则精衰矣。

五藏者，中之守也。中盛藏满，气胜伤恐者，声如从室中言，是中气之湿也；言而微，终日乃复言者，此夺气也；衣被不敛，言语善恶不避亲疏者，此神明之乱也。仓廪不藏者，是门户不要也。水泉不止者，是膀胱不藏也。得守者生，失守者死。

夫五藏者，身之强也，头者，精明之府，头倾视深，精神将夺矣；背者，胸中之府，背曲肩随，府将坏矣。腰者，肾之府，转摇不能，肾将惫矣。膝者，筋之府，屈伸不能，行则偻附，筋将惫矣；骨者，髓之府，不能久立，行则振掉，骨将愈矣。得强则生，失强则死。

万物之外，六合之内，天地之变，阴阳之应，彼春之暖，为夏之暑，彼秋之忿，为冬之怒，四变之动，脉与之上下，以春应中规，夏应中矩，秋应中衡，冬应中权。是故冬至四十五日，阳气微上，阴气微下；夏至四十五日，阴气微上，阳气微下。阴阳有时，与脉为期。期而相失，知脉所分，分之有期，故知死时。微妙在脉，不可不察，察之有纪，从阴阳始，始之有经，从五行生，生之有度，四时为宜。补写勿失，与天地如一，得一之情，以知死生。是故声合五音，色合五行，脉合阴阳。

是故持脉有道，虚静为保。春日浮，如鱼之游在波；夏日在肤，泛泛乎万物有余；秋日下肤，蛰虫将去；冬日在骨，蛰虫周密，君子居室。故曰：知内者按而纪之，知外者终而始之。此六者，持脉之大法。

《素问·平人气象论》：黄帝问曰：平人何如？岐伯对曰：人一呼脉再动，一吸脉亦再动，呼吸定息，脉五动，闰以太息，命曰平人。平人者，不病也。常以不病调病人，医不病，故为病人平息以调之为法。人一呼脉一动，一吸脉一动，曰少气。人一呼脉三动，一吸脉三动而躁，尺热曰病温，尺不热脉滑曰病风，脉涩曰痹。人一呼脉四动以上曰死，脉绝不至曰死，乍疏乍数曰死。

平人之常气禀于胃，胃者平人之常气也。人无胃气曰逆，逆者死。

春胃微弦曰平，弦多胃少曰肝病，但弦无胃曰死；胃而有毛曰秋病，毛甚曰今病，藏真散于肝，肝藏筋膜之气也。夏胃微钩曰平，钩多胃少曰心病，但钩无胃曰死；胃而有石曰冬病，石甚曰今病，藏真通于心，心藏血脉之气也。长夏胃微耎弱曰平，弱多胃少曰脾病，但代无胃曰死；
奕弱有石曰冬病，弱甚曰今病，藏真濡于
脾，脾藏肌肉之气也。秋胃微毛曰平，毛
多胃少曰肺病，但毛无胃曰死；毛而有弦
曰春病，弦甚曰今病，藏真高于肺，以行
荣卫阴阳也。冬胃微石曰平，石多胃少曰
肾病，但石无胃曰死；石而有钩曰夏病，
钩甚曰今病，藏真下于肾，肾藏骨髓之
气也。

胃之大络，名曰虚里，贯鬲络肺，出
于左乳下，其动应衣，脉宗气也。盛喘数
绝者，则病在中；结而横，有积矣；绝
不至，曰死。乳之下，其动应衣，宗气
泄也。

脉从阴阳，病易已；脉逆阴阳，病难
已。脉得四时之顺，曰病无他；脉反四时
及不间藏，曰难已。

尺脉缓涩，谓之解㑊；安卧脉盛，
谓之脱血；尺涩脉滑，谓之多汗；尺寒

脉细，谓之后泄；脉尺粗常热者，谓之热中。

颈脉动喘疾咳，曰水。目裹微肿，如卧蚕起之状，曰水。溺黄赤安卧者，黄疸。已食如饥者，胃疸。面肿曰风。足胫肿曰水。目黄者曰黄疸。妇人手少阴脉动甚者，妊子也。

脉有逆从四时，未有藏形，春夏而脉瘦，秋冬而脉浮大，命曰逆四时也。风热而脉静，泄而脱血脉实，病在中脉虚，病在外脉涩坚者，皆难治，命曰反四时也。

人以水谷为本，故人绝水谷则死，脉无胃气亦死。所谓无胃气者，但得真藏脉，不得胃气也。所谓脉不得胃气者，肝不弦，肾不石也。

《素问·玉机真藏论》：凡治病，察其形气色泽，脉之盛衰，病之新故，乃治之，无后其时。形气相得，谓之可治；色泽以浮，谓之易已；脉从四时，谓之可治；脉弱以滑，是有胃气，命曰易治，取之以时。形气相失，谓之难治；色夭不泽，谓之难已；脉实以坚，谓之益甚；脉逆四时，为不可治。必察四难，而明告之。

黄帝曰：余闻虚实以决死生，愿闻其情。岐伯曰：五实死，五虚死。帝曰：愿闻五实五虚。岐伯曰：脉盛、皮热、腹胀、前后不通、闷瞀，此为五实；脉细、皮寒、气少、泄利前后、饮食不入，此为五虚。帝曰：其时有生者何也？岐伯曰：浆粥入胃，泄注止，则虚者活；身汗得后利，则实者活。此其候也。

《素问·五藏别论》：帝曰：气口何以独为五藏主？岐伯曰：胃者，水谷之海，六府之大源也。五味入口，藏于胃，以养五藏气，气口亦太阴也。是以五藏六府之气味，皆出于胃，变见于气口。故五气入鼻藏于心肺。心肺有病，而鼻为之不利也。

凡治病，必察其下。适其脉，观其志意，与其病也。拘于鬼神者，不可与言至德，恶于针石者，不可与言至巧；病不许治者，病必不治，治之无功矣。

《灵枢·师传》：黄帝曰：顺之奈何？岐伯曰：入国问俗，入家问讳，上堂问礼，临病人问所便。黄帝曰：便病人奈何？岐伯曰：夫中热消瘅则便寒，寒中之属则便热。胃中热，则消谷，令人县心善饥，脐以上皮热；肠中热，则出黄如糜，脐以下皮寒。胃中寒，则腹胀，肠中寒，则肠鸣飧泄。胃中寒，肠中热，则胀而且泄；胃中热，肠中寒，则疾饥，小腹痛胀。

《素问·移精变气论》：得神者昌，失神者亡。

《灵枢·五色》：五色各见其部，察其浮沉，以知浅深；察其泽夭，以观成败；察其散抟，以知远近；视色上下，以知病处；积神于心，以知往今。

治则治法

《素问·异法方宜论》：黄帝问曰：医之治病也，一病而治各不同，皆愈何也？岐伯对曰：地势使然也。故东方之域，天地之所始生也。鱼盐之地，海滨傍水，其民食鱼而嗜咸，皆安其处，美其食。鱼者使人热中，盐者胜血，故其民皆黑色疏理，其病皆为痈疡，其治宜砭石。故砭石者，亦从东方来。

西方者，金玉之域，沙石之处，天地之所收引也。其民陵居而多风，水土刚强，其民不衣而褐荐，其民华食而脂肥，故邪不能伤其形体，其病生于内，其治宜毒药。故毒药者，亦从西方来。

北方者，天地所闭藏之域也。其地高陵居，风寒冰冽，其民乐野处而乳食，藏寒生满病，其治宜灸焫。故灸焫者，亦从北方来。

南方者，天地所长养，阳之所盛处也。其地下，水土弱，雾露之所聚也。其民嗜酸而食胕，故其民皆致理而赤色，其病挛痹，其治宜微针。故九针者，亦从南方来。

中央者，其地平以湿，天地所以生万物也众。其民食杂而不劳，故其病多痿厥寒热，其治宜导引按跷。故导引按跷者，亦从中央出也。

故圣人杂合以治，各得其所宜。故治所以异而病皆愈者，得病之情，知治之大体也。

《素问·阴阳应象大论》：病之始起也，可刺而已，其盛，可待衰而已。故因其轻而扬之，因其重而减之，因其衰而彰之。形不足者，温之以气；精不足者，补之以味。其高者，因而越之，其下者，引而竭之；中满者，写之于内；其有邪者，渍形以为汗；其在皮者，汗而发之；其慓悍者，按而收之；其实者，散而写之。审其阴阳，以别柔刚。阳病治阴，阴病治阳，定其血气，各守其乡，血实宜决之，气虚宜掣引之。

《素问·汤液醪醴论》：帝曰：形弊血尽而功不立者何？岐伯曰：神不使也。帝曰：何谓神不使？岐伯曰：针石，道也。精神不进，志意不治，故病不可愈。今精坏神去，营卫不可复收。何者？嗜欲无穷，而忧患不止，精气弛坏，营泣卫除，故神去之而病不愈也。

病为本，工为标，标本不得，邪气不服。

《素问·藏气法时论》：毒药攻邪，五谷为养，五果为助，五畜为益，五菜为充，气味合而服之，以补精益气。此五者，有辛酸甘苦咸，各有所利，或散或收，或缓或急，或坚或软，四时五藏，病随五味所宜也。

《素问·标本病传论》：黄帝问曰：病有标本，刺有逆从，奈何？岐伯对曰：凡刺之方，必别阴阳，前后相应，逆从得施，标本相移，故曰：有其在标而求之于标，有其在本而求之于本，有其在本而求之于标，有其在标而求之于本，故治有取标而得者，有取本而得者，有逆取而得者，有从取而得者，故知逆与从，正行无问，知标本者，万举万当，不知标本，是谓妄行。

夫阴阳、逆从、标本之为道也，小而大，言一而知百病之害，少而多，浅而博，可以言一而知百也。以浅而知深，察近而知远，言标与本，易而勿及。

治反为逆，治得为从。先病而后逆者治其本，先逆而后病者治其本，先寒而后生病者治其本，先病而后生寒者治其本，

《黄帝内经》必读

先热而后生病者治其本，先热而后生中满者治其标，先病而后泄者治其本，先泄而后生他病者治其本，必且调之，乃治其他病，先病而后先中满者治其标，先中满而后烦心者治其本。人有客气，有同气。小大不利治其标，小大利治其本。病发而有余，本而标之，先治其本，后治其标；病发而不足，标而本之，先治其标，后治其本。谨察间甚，以意调之，间者并行，甚者独行。先小大不利而后生病者治其本。

《素问·五常政大论》：能毒者以厚药，不胜毒者以薄药，此之谓也。气反者，病在上取之下，病在下取之上，病在中傍取之。治热以寒，温而行之；治寒以热，凉而行之；治温以清，冷而行之；治清以温，热而行之。

病有久新，方有大小，有毒无毒，固宜常制矣。大毒治病，十去其六；常毒治病，十去其七；小毒治病，十去其八；无毒治病，十去其九，谷肉果菜，食养尽之，无使过之，伤其正也。不尽，行复如法。

《素问·六元正纪大论》：黄帝问曰：妇人重身，毒之何如？岐伯曰：有故无殒，亦无殒也。帝曰：愿闻其故何谓也？岐伯曰：大积大聚，其可犯也，衰其太半而止，过者死。

《素问·至真要大论》：寒者热之，热者寒之，微者逆之，甚者从之，坚者削之，客者除之，劳者温之，结者散之，留者攻之，燥者濡之，急者缓之，散者收之，损者温之，逸者行之，惊者平之，上之下之，摩之浴之，薄之劫之，开之发之，适事为故。

帝曰：何谓逆从？岐伯曰：逆者正治，从者反治，从少从多，观其事也。帝曰：反治何谓？岐伯曰：热因寒用，寒因热用，塞因塞用，通因通用。必伏其所主，而先其所因。其始则同，其终则异。可使破积，可使溃坚，可使气和，可使必已。

帝曰：善。气调而得者何如？岐伯曰：逆之从之，逆而从之，从而逆之，疏气令调，则其道也。

帝曰：善。病之中外何如？岐伯曰：从内之外者调其内；从外之内者治其外；从内之外而盛于外者，先调其内而后治其外；从外之内而盛于内者，先治其外而后调其内；中外不相及则治主病。

帝曰：论言治寒以热，治热以寒，而方士不能废绳墨而更其道也。有病热者，寒之而热，有病寒者，热之而寒，二者皆在，新病复起，奈何治？岐伯曰：诸寒之而热者取之阴，热之而寒者取之阳，所谓求其属也。

夫五味入胃，各归所喜，故酸先入肝，苦先入心，甘先入脾，辛先入肺，咸先入肾。久而增气，物化之常也。久增而久，夭之由也。

谨察阴阳所在而调之，以平为期。

《灵枢·师传》：人之情，莫不恶死而乐生，告之以其败，语之以其善，导之以其所便，开之以其所苦，虽有无道之人，恶有不听者乎？

《伤寒论》必读

　　《伤寒论》源自东汉·张机（字仲景）所著《伤寒杂病论》。本书原文选自明·赵开美所刻《仲景全书·翻刻宋版伤寒论》。原文后的条文号码是后世医学家为方便学习，按照原书条文次序所加。本书共选原文 195 条，其中必须背诵的 110 条，必须熟读的 85 条。

　　所附方剂歌诀参考了《汤头歌诀》《长沙方歌括》和一些《方剂学讲义》，为便于诵读，对某些语句作了修饰。

辨太阳病脉证并治上

　　★太阳之为病，脉浮，头项强痛而恶

寒。（1）

★太阳病，发热，汗出，恶风，脉缓者，名为中风。（2）

★太阳病，或已发热，或未发热，必恶寒，体痛，呕逆，脉阴阳俱紧者，名为伤寒。（3）

太阳病，发热而渴，不恶寒者，为温病。若发汗已，身灼热者，名风温。风温为病，脉阴阳俱浮，自汗出，身重，多眠睡，鼻息必鼾，语言难出。若被下者，小便不利，直视，失溲；若被火者，微发黄色，剧则如惊痫，时瘈疭；若火熏之，一逆尚引日，再逆促命期。（6）

病有发热恶寒者，发于阳也；无热恶寒者，发于阴也。发于阳者七日愈，发于阴者六日愈，以阳数七，阴数六故也。（7）

太阳病，头痛至七日以上自愈者，以行其经尽故也。若欲作再经者，针足阳

《伤寒论》必读

明，使经不传则愈。（8）

病人身太热，反欲得衣者，热在皮肤，寒在骨髓也；身大寒，反不欲近衣者，寒在皮肤，热在骨髓也。（11）

★太阳中风，阳浮而阴弱。阳浮者，热自发；阴弱者，汗自出。啬啬恶寒，淅淅恶风，翕翕发热，鼻鸣干呕者，桂枝汤主之。（12）

桂枝汤方

桂枝汤是太阳方　芍药甘草枣生姜
疏表解肌调营卫　中风有汗服之康

★太阳病，头痛，发热，汗出，恶风，桂枝汤主之。（13）

★太阳病，项背强几几，反汗出恶风者，桂枝加葛根汤主之。（14）

★太阳病三日，已发汗，若吐，若下，若温针，仍不解者，此为坏病，桂枝不中与之也。观其脉证，知犯何逆，随证治之。桂枝本为解肌，若其人脉浮紧，发

热汗不出者，不可与之也。常须识此，勿令误也。（16）

★喘家，作桂枝汤，加厚朴杏子佳。（18）

★太阳病，发汗，遂漏不止，其人恶风，小便难，四肢微急，难以屈伸者，桂枝加附子汤主之。（20）

★太阳病，下之后，脉促胸满者，桂枝去芍药汤主之。（21）

若微寒者，桂枝去芍药加附子汤主之。（22）

太阳病，得之八九日，如疟状，发热恶寒，热多寒少，其人不呕，清便欲自可，一日二三度发，脉微缓者，为欲愈也。脉微而恶寒者，此阴阳俱虚，不可更发汗、更下、更吐也。面色反有热色者，未欲解也，以其不能得小汗出，身必痒，宜桂枝麻黄各半汤。（23）

太阳病，初服桂枝汤，反烦不解

者，先刺风池、风府，却与桂枝汤则愈。（24）

服桂枝汤，大汗出，脉洪大者，与桂枝汤如前法；若形似疟，一日再发者，汗出必解，宜桂枝二麻黄一汤。（25）

★服桂枝汤，大汗出后，大烦渴不解，脉洪大者，白虎加人参汤主之。（26）

太阳病，发热恶寒，热多寒少。脉微弱者，此无阳也，不可发汗。宜桂枝二越婢一汤。（27）

服桂枝汤，或下之，仍头项强痛，翕翕发热，无汗，心下满微痛，小便不利者，桂枝去桂加茯苓白术汤主之。（28）

辨太阳病脉证并治中

★太阳病，项背强几几，无汗恶风，葛根汤主之。（31）

葛根汤方

葛根汤内麻黄襄　　二味加入桂枝汤

轻可去实因无汗　　有汗加葛无麻黄

★太阳与阳明合病者，必自下利，葛根汤主之。（32）

太阳与阳明合病，不下利但呕者，葛根加半夏汤主之。（33）

★太阳病，桂枝证，医反下之，利遂不止，脉促者，表未解也，喘而汗出者，葛根黄芩黄连汤主之。（34）

★太阳病，头痛，发热，身疼，腰痛，骨节疼痛，恶风，无汗而喘者，麻黄汤主之。（35）

麻黄汤方

麻黄汤中用桂枝　　杏仁甘草四般施

发热恶寒头项痛　　伤寒无汗宜服之

★太阳与阳明合病，喘而胸满者，不可下，宜麻黄汤。（36）

★太阳中风，脉浮紧，发热恶寒，身

疼痛，不汗出而烦躁者，大青龙汤主之。若脉微弱，汗出恶风者，不可服之。服之则厥逆，筋惕肉瞤，此为逆也。（38）

大青龙汤方

大青龙汤桂麻黄　杏草石膏姜枣藏
太阳无汗兼烦躁　表寒蕴热此为良

伤寒脉浮缓，身不疼但重，乍有轻时，无少阴证者，大青龙汤发之。（39）

★伤寒表不解，心下有水气，干呕发热而咳，或渴，或利，或噎，或小便不利，少腹满，或喘者，小青龙汤主之。（40）

小青龙汤方

小青龙汤最有功　风寒束表饮停胸
辛夏甘草和五味　姜桂麻黄芍药同

伤寒，心下有水气，咳而微喘，发热不渴。服汤已渴者，此寒去欲解也。小青龙汤主之。（41）

★太阳病，下之微喘者，表未解故

也，桂枝加厚朴杏子汤主之。（43）

★病常自汗出者，此为荣气和。荣气和者，外不谐，以卫气不共荣气谐和故尔。以荣行脉中，卫行脉外，复发其汗，荣卫和则愈，宜桂枝汤。（53）

★病人脏无他病，时发热自汗出而不愈者，此卫气不和也。先其时发汗则愈，宜桂枝汤。（54）

伤寒发汗已解，半日许复烦，脉浮数者，可更发汗，宜桂枝汤。（57）

★凡病若发汗、若吐、若下，若亡血、亡津液，阴阳自和者，必自愈。（58）

下之后，复发汗，昼日烦躁不得眠，夜而安静，不呕，不渴，无表证，脉沉微，身无大热者，干姜附子汤主之。（61）

★发汗后，身疼痛，脉沉迟者，桂枝加芍药生姜各一两人参三两新加汤主之。

（62）

★发汗后，不可更行桂枝汤。汗出而喘，无大热者，可与麻黄杏仁甘草石膏汤。（63）

★发汗过多，其人叉手自冒心，心下悸，欲得按者，桂枝甘草汤主之。（64）

★发汗后，其人脐下悸者，欲作奔豚，茯苓桂枝甘草大枣汤主之。（65）

★发汗后，腹胀满者，厚朴生姜半夏甘草人参汤主之。（66）

★伤寒若吐若下后，心下逆满，气上冲胸，起则头眩，脉沉紧，发汗则动经，身为振振摇者，茯苓桂枝白术甘草汤主之。（67）

★太阳病，发汗后，大汗出，胃中干，烦躁不得眠，欲得饮水者，少少与饮之，令胃气和则愈。若脉浮，小便不利，微热消渴者，五苓散主之。（71）

五苓散方

五苓散治太阳腑　　白术泽泻猪茯苓

桂枝化气兼解表　　小便通利烦渴清

发汗已，脉浮数，烦渴者，五苓散主之。（72）

伤寒汗出而渴者，五苓散主之。不渴者，茯苓甘草汤主之。（73）

茯苓甘草汤方

茯苓甘草用桂姜　　温胃化饮此方彰

胃虚水停心下悸　　厥冷因水阻中阳

★中风发热，六七日不解而烦，有表里证，渴欲饮水，水入则吐者，名曰水逆，五苓散主之。（74）

★发汗吐下后，虚烦不得眠；若剧者，必反复颠倒，心中懊憹，栀子豉汤主之。若少气者，栀子甘草豉汤主之。若呕者，栀子生姜豉汤主之。（76）

★发汗若下之，而烦热胸中窒者，栀子豉汤主之。（77）

★伤寒五六日，大下之后，身热不去，心中结痛者，未欲解也，栀子豉汤主之。（78）

★伤寒下后，心烦，腹满，卧起不安者，栀子厚朴汤主之。（79）

伤寒，医以丸药大下之，身热不去，微烦者，栀子干姜汤主之。（80）

★太阳病发汗，汗出不解，其人仍发热，心下悸，头眩，身瞤动，振振欲擗地者，真武汤主之。（82）

真武汤方

真武汤壮肾中阳　茯苓术芍附生姜
少阴阳虚有水气　悸眩瞤惕吐利康

太阳病，发热汗出者，此为荣弱卫强，故使汗出，欲救邪风者，宜桂枝汤。（95）

★伤寒五六日中风，往来寒热，胸胁苦满，嘿嘿不欲饮食，心烦喜呕，或胸中烦而不呕，或渴，或腹中痛，或胁下痞

硬，或心下悸，小便不利；或不渴，身有微热，或咳者，小柴胡汤主之。（96）

小柴胡汤方

小柴胡汤和解供　半夏人参甘草从

更用黄芩加姜枣　少阳为病此为宗

血弱气尽，腠理开，邪气因入，与正气相搏，结于胁下，正邪分争，往来寒热，休作有时，嘿嘿不欲饮食。脏腑相连，其痛必下，邪高痛下，故使呕也。小柴胡汤主之。服柴胡汤已，渴者，属阳明，以法治之。（97）

伤寒四五日，身热恶风，颈项强，胁下满，手足温而渴者，小柴胡汤主之。（99）

★伤寒，阳脉涩，阴脉弦，法当腹中急痛，先与小建中汤；不差者，小柴胡汤主之。（100）

小建中汤方

小建中汤芍药多　桂姜甘草大枣和

更加饴糖补中脏　腹痛悸烦服之瘥

★伤寒中风，有柴胡证，但见一证便是，不必悉具。凡柴胡汤病证而下之，若柴胡证不罢者，复与柴胡汤，必蒸蒸而振，却复发热汗出而解。（101）

★伤寒二三日，心中悸而烦者，小建中汤主之。（102）

★太阳病，过经十余日，反二三下之，后四五日，柴胡证仍在者，先与小柴胡。呕不止，心下急，郁郁微烦者，为未解也，与大柴胡汤下之则愈。（103）

大柴胡汤方

大柴胡汤用大黄　枳芩夏芍枣生姜
心下急痛呕不止　少阳实证用之良

伤寒十三日不解，胸胁满而呕，日晡所发潮热，已而微利。此本柴胡证，下之以不得利，今反利者，知医以丸药下之，此非其治也。潮热者实也，先宜服小柴胡汤以解外，后以柴胡加芒消汤主之。

（104）

★太阳病不解，热结膀胱，其人如狂，血自下，下者愈。其外不解者，尚未可攻，当先解其外。外解已，但少腹急结者，乃可攻之，宜桃核承气汤。（106）

桃核承气汤方

桃核承气五般施　甘草硝黄并桂枝
少腹急结表已解　蓄血如狂宜用之

★伤寒八九日，下之，胸满烦惊，小便不利，谵语，一身尽重，不可转侧者，柴胡加龙骨牡蛎汤主之。（107）

柴胡加龙骨牡蛎汤方

参芩龙牡桂铅丹　芩夏柴黄枣姜全
枣六余皆一两半　大黄二两后入煎

★伤寒脉浮，医以火迫劫之，亡阳，必惊狂，卧起不安者，桂枝去芍药加蜀漆牡蛎龙骨救逆汤主之。（112）

烧针令其汗，针处被寒，核起而赤者，必发奔豚，气从少腹上冲心者，灸其

核上各一壮，与桂枝加桂汤，更加桂二两也。（117）

火逆，下之，因烧针烦躁者，桂枝甘草龙骨牡蛎汤主之。（118）

★太阳病六七日，表证仍在，脉微而沉，反不结胸，其人发狂者，以热在下焦，少腹当硬满，小便自利者，下血乃愈。所以然者，以太阳随经，瘀热在里故也。抵当汤主之。（124）

抵当汤方

抵当汤用桃仁黄　水蛭虻虫共合方
少腹硬满兼发狂　破血非此莫能当

太阳病，身黄，脉沉结，少腹硬，小便不利者，为无血也；小便自利，其人如狂者，血证谛也，抵当汤主之。（125）

伤寒有热，少腹满，应小便不利；今反利者，为有血也，当下之，不可余药，宜抵当丸。（126）

太阳病，小便利者，以饮水多，必心

下悸。小便少者，必苦里急也。（127）

辨太阳病脉证并治下

结胸者，项亦强，如柔痓状。下之则和，宜大陷胸丸。（131）

大陷胸丸方

大陷胸丸法最超　葶苈甘遂调杏硝

项强如痓配大黄　白蜜两合能缓消

★伤寒六七日，结胸热实，脉沉而紧，心下痛，按之石硬者，大陷胸汤主之。（135）

大陷胸汤方

钱匕甘遂一升硝　六两大黄力颇高

心下石硬腹痛满　结胸热实此方超

伤寒十余日，热结在里，复往来寒热者，与大柴胡汤。但结胸无大热者，此为水结在胸胁也，但头微汗出者，大陷胸汤主之。（136）

★太阳病，重发汗而复下之，不大便五六日，舌上燥而渴，日晡所小有潮热，从心下至少腹硬满而痛不可近者，大陷胸汤主之。（137）

★小结胸病，正在心下，按之则痛，脉浮滑者，小陷胸汤主之。（138）

小陷胸汤方

按之则痛病犹轻　　痰热互结心下成

夏取半升连一两　　栝楼整个要先烹

★伤寒六七日，发热微恶寒，支节烦疼，微呕，心下支结，外证未去者，柴胡桂枝汤主之。（146）

★伤寒五六日，已发汗而复下之，胸胁满微结，小便不利，渴而不呕，但头汗出，往来寒热，心烦者，此为未解也，柴胡桂枝干姜汤主之。（147）

柴胡桂枝干姜汤方

八柴二草蛎干姜　　芩桂宜三栝四尝

不呕渴烦头汗出　　少阳枢病要精详

★伤寒五六日，呕而发热者，柴胡汤证具，而以他药下之，柴胡证仍在者，复与柴胡汤。此虽已下之，不为逆，必蒸蒸而振，却发热汗出而解。若心下满而硬痛者，此为结胸也，大陷胸汤主之；但满而不痛者，此为痞，柴胡不中与之，宜半夏泻心汤。（149）

半夏泻心汤方

三两姜参炙草芩　一连痞证呕多寻

半升半夏枣十二　去滓重煎守古箴

脉浮而紧，而复下之，紧反入里，则作痞。按之自濡，但气痞耳。（151）

★心下痞，按之濡，其脉关上浮者，大黄黄连泻心汤主之。（154）

心下痞而复恶寒汗出者，附子泻心汤主之。（155）

附子泻心汤方

一枚附子泻心汤　一两芩连二大黄

汗出恶寒心下痞　专煮轻渍要参详

本以下之，故心下痞，与泻心汤；痞不解，其人渴而口燥烦，小便不利者，五苓散主之。（156）

★伤寒汗出，解之后，胃中不和，心下痞硬，干噫食臭，胁下有水气，腹中雷鸣下利者，生姜泻心汤主之。（157）

生姜泻心汤方

汗余痞证四生姜　芩草人参三两尝

一两干姜枣十二　一连半夏半升量

★伤寒中风，医反下之，其人下利，日数十行，谷不化，腹中雷鸣，心下痞硬而满，干呕，心烦不得安。医见心下痞，谓病不尽，复下之，其痞益甚，此非结热，但以胃中虚，客气上逆，故使硬也，甘草泻心汤主之。（158）

甘草泻心汤方

下余痞作腹雷鸣　甘四姜芩三两平

一两黄连半升夏　枣枚十二掰同烹

伤寒服汤药，下利不止，心下痞硬。

服泻心汤已，复以他药下之，利不止，医以理中与之，利益甚。理中者，理中焦，此利在下焦，赤石脂禹余粮汤主之。复不止者，当利其小便。（159）

★伤寒发汗，若吐若下，解后，心下痞硬，噫气不除者，旋覆代赭汤主之。（161）

旋覆代赭汤方

五两生姜夏半升　草旋三两噫气平

人参二两赭石一　枣十二枚力始胜

下后，不可更行桂枝汤。若汗出而喘，无大热者，可与麻黄杏子甘草石膏汤（162）

★太阳病，外证未除而数下之，遂协热而利。利下不止，心下痞硬，表里不解者，桂枝人参汤主之。（163）

桂枝人参汤方

人参汤即理中汤　加桂后煎痞利尝

桂草方中皆四两　同行三两术参姜

★伤寒，发热，汗出不解，心中痞硬，呕吐而下利者，大柴胡汤主之。（165）

★伤寒若吐若下后，七八日不解，热结在里，表里俱热，时时恶风，大渴，舌上干燥而烦，欲饮水数升者，白虎加人参汤主之。（168）

伤寒无大热，口燥渴，心烦，背微恶寒者，白虎加人参汤主之。（169）

伤寒脉浮，发热无汗，其表不解，不可与白虎汤。渴欲饮水，无表证者，白虎加人参汤主之。（170）

太阳与少阳合病，自下利者，与黄芩汤；若呕者，黄芩加半夏生姜汤主之。（172）

黄芩汤与黄芩加半夏生姜汤方

枣枚十二守成箴　二两芍甘三两芩
利用本方呕加味　姜三夏取半升斟

★伤寒胸中有热，胃中有邪气，腹中

痛，欲呕吐者，黄连汤主之。（173）

黄连汤方

腹痛呕吐藉枢能　二两人参夏半升

连桂姜甘各三两　枣枚十二妙无穷

伤寒脉浮滑，此以表有热、里有寒，白虎汤主之。（176）

白虎汤和白虎加人参汤方

白虎石膏知母尝　甘草粳米制成汤

胃热弥漫此方主　加参更治津气伤

★伤寒，脉结代，心动悸，炙甘草汤主之。（177）

炙甘草汤方

结代脉须四两甘　枣枚三十桂姜三

半升麻麦一斤地　二两参胶酒水煎

辨阳明病脉证并治

★阳明之为病，胃家实是也。（180）

★问曰：阳明病，外证云何？答

曰：身热，汗自出，不恶寒，反恶热也。（182）

★伤寒发热无汗，呕不能食，而反汗出濈濈然者，是转属阳明也。（185）

伤寒三日，阳明脉大。（186）

伤寒脉浮而缓，手足自温者，是为系在太阴。太阴者，身当发黄；若小便自利者，不能发黄。至七八日大便硬者，为阳明病也。（187）

伤寒转系阳明者，其人濈然微汗出也。（188）

★阳明病无汗，小便不利，心中懊侬者，身必发黄。（199）

★阳明病，不吐不下，心烦者，可与调胃承气汤。（207）

调胃承气汤方

调胃承气硝黄草　甘缓微和将胃保
不用朴实行气滞　阳明燥热服之好

阳明病脉迟，虽汗出，不恶寒者，其

身必重，短气腹满而喘，有潮热者，此外欲解，可攻里也，手足濈然汗出者，此大便已硬也，大承气汤主之；若汗多，微发热恶寒者，外未解也，其热不潮，未可与承气汤；若腹大满不通者，可与小承气汤，微和胃气，勿令至大泄下。（208）

大承气汤方

大黄四两朴半斤　枳五硝三急下推

朴枳先煮黄后入　去滓硝入火微熏

小承气汤方

朴二枳三四两黄　小承微结好商量

长沙下法分轻重　妙在同煮且勿忘

★夫实则谵语，虚则郑声。郑声者重语也。（210）

★阳明病，其人多汗，以津液外出，胃中燥，大便必硬，硬则谵语，小承气汤主之。若一服谵语止者，更莫复服。（213）

阳明病，谵语发潮热，脉滑而疾者，

小承气汤主之。因与承气汤一升，腹中转气者，更服一升；若不转气者，勿更与之。明日又不大便，脉反微涩者，里虚也，为难治，不可更与承气汤也。（214）

阳明病，谵语有潮热，反不能食者，胃中必有燥屎五六枚也。若能食者，但硬耳，宜大承气汤下之。（215）

★三阳合病，腹满身重，难以转侧，口不仁面垢，谵语遗尿。发汗则谵语，下之则额上生汗，手足逆冷。若自汗出者，白虎汤主之。（219）

阳明病，脉浮而紧，咽燥口苦，腹满而喘，发热汗出，不恶寒，反恶热，身重。若发汗则躁，心愦愦，反谵语。若加温针，必怵惕，烦躁不得眠；若下之，则胃中空虚，客气动膈，心中懊恼，舌上胎者，栀子豉汤主之。（221）

★若渴欲饮水，口干舌燥者，白虎加人参汤主之。（222）

★若脉浮发热，渴欲饮水，小便不利者，猪苓汤主之。（223）

猪苓汤方

泽胶猪茯滑相连　咳呕心烦渴不眠

煮好去滓胶后入　育阴利水法兼全

阳明病下之，其外有热，手足温，不结胸，心中懊憹，饥不能食，但头汗出者，栀子豉汤主之。（228）

★阳明病，发潮热，大便溏，小便自可，胸胁满不去者，与小柴胡汤。（229）

★阳明病，胁下硬满，不大便而呕，舌上白胎者，可与小柴胡汤。上焦得通，津液得下，胃气因和，身濈然汗出而解。（230）

★阳明病，发热汗出者，此为热越，不能发黄也。但头汗出，身无汗，剂颈而还，小便不利，渴引水浆者，此为瘀热在里，身必发黄，茵陈蒿汤主之。（236）

茵陈蒿汤方

二两大黄十四栀　茵陈六两早煎宜

身黄尿短腹微满　解自前阴法最奇

阳明证，其人喜忘者，必有蓄血。所以然者，本有久瘀血，故令喜忘。屎虽硬，大便反易，其色必黑者，宜抵当汤下之。（237）

阳明病，下之，心中懊侬而烦，胃中有燥屎者可攻。腹微满，初头硬，后必溏，不可攻之。若有燥屎者，宜大承气汤。（238）

病人不大便五六日，绕脐痛，烦躁，发作有时者，此有燥屎，故使不大便也。（239）

大下后，六七日不大便，烦不解，腹满痛者，此有燥屎也。所以然者，本有宿食故也，宜大承气汤。（241）

★食谷欲呕，属阳明也，吴茱萸汤主之。得汤反剧者，属上焦也。（243）

吴茱萸汤方

升许吴萸三两参　生姜六两救寒侵

枣投十二中宫主　吐利头疼烦躁寻

★趺阳脉浮而涩，浮则胃气强，涩则小便数，浮涩相搏，大便则硬，其脾为约，麻子仁丸主之。（247）

麻子仁丸方

一升杏子二升麻　枳芍半斤效可夸

黄朴一斤蜜丸下　缓通脾约是专家

★太阳病三日，发汗不解，蒸蒸发热者，属胃也，调胃承气汤主之。（248）

★伤寒吐后，腹胀满者，与调胃承气汤。（249）

太阳病，若吐若下若发汗后，微烦，小便数，大便因硬者，与小承气汤和之愈。（250）

伤寒六七日，目中不了了，睛不和，无表里证，大便难，身微热者，此为实也，急下之，宜大承气汤。（252）

阳明病，发热汗多者，急下之，宜大承气汤。（253）

发汗不解，腹满痛者，急下之，宜大承气汤。（254）

腹满不减，减不足言，当下之，宜大承气汤。（255）

伤寒，发汗已，身目为黄，所以然者，以寒湿在里不解故也。以为不可下也，于寒湿中求之。（259）

★伤寒七八日，身黄如橘子色，小便不利，腹微满者，茵陈蒿汤主之。（260）

伤寒身黄发热，栀子柏皮汤主之。（261）

伤寒瘀热在里，身必黄，麻黄连轺赤小豆汤主之。（262）

麻黄连轺赤小豆汤方

黄病姜翘二两麻　一升赤豆梓皮夸

枣须十二能通窍　四十杏仁二草嘉

辨少阳病脉证并治

★少阳之为病，口苦，咽干，目眩也。（263）

少阳中风，两耳无所闻，目赤，胸中满而烦者，不可吐下，吐下则悸而惊。（264）

伤寒脉弦细，头痛发热者，属少阳。少阳不可发汗，发汗则谵语，此属胃，胃和则愈，胃不和，烦而悸。（265）

本太阳病不解，转入少阳者，胁下硬满，干呕不能食，往来寒热，尚未吐下，脉沉紧者，与小柴胡汤。（266）

辨太阴病脉证并治

★太阴之为病，腹满而吐，食不下，自利益甚，时腹自痛。若下之，必胸下结

99

硬。(273)

★自利不渴者，属太阴，以其脏有寒故也。当温之，宜服四逆辈。(277)

伤寒脉浮而缓，手足自温者，系在太阴。太阴当发身黄；若小便自利者，不能发黄。至七八日，虽暴烦下利日十余行，必自止，以脾家实，腐秽当去故也。(278)

★本太阳病，医反下之，因尔腹满时痛者，属太阴也，桂枝加芍药汤主之。大实痛者，桂枝加大黄汤主之。(279)

辨少阴病脉证并治

★少阴之为病，脉微细，但欲寐也。(281)

少阴病，欲吐不吐，心烦，但欲寐，五六日，自利而渴者，属少阴也，虚故引水自救。若小便色白者，少阴病形悉具。

小便白者，以下焦虚有寒，不能制水，故令色白也。（282）

少阴病，八九日，一身手足尽热者，以热在膀胱，必便血也。（293）

★少阴病，始得之，反发热，脉沉者，麻黄细辛附子汤主之。（301）

★少阴病，得之二三日，麻黄附子甘草汤微发汗。以二三日无证，故微发汗也。（302）

★少阴病，得之二三日以上，心中烦，不得卧，黄连阿胶汤主之。（303）

黄连阿胶汤方

四两黄连三两胶　二枚鸡子取黄敲

一芩二芍心烦治　更治难眠睫不交

★少阴病，得之一二日，口中和，其背恶寒者，当灸之，附子汤主之。（304）

附子汤方

生附二枚附子汤　术宜四两主斯方

芍苓三两人参二　背冷脉沉身痛详

★少阴病，身体痛，手足寒，骨节痛，脉沉者，附子汤主之。（305）

★少阴病，下利便脓血者，桃花汤主之。（306）

桃花汤方

一升粳米一斤脂　脂半磨研法亦奇

一两干姜同煮服　少阴脓血是良剂

★少阴病，二三日至四五日，腹痛，小便不利，下利不止，便脓血者，桃花汤主之。（307）

★少阴病，吐利，手足逆冷，烦躁欲死者，吴茱萸汤主之。（309）

少阴病，下利，咽痛，胸满心烦，猪肤汤主之。（310）

★少阴病二三日，咽痛者，可与甘草汤；不差，与桔梗汤。（311）

少阴病，下利，白通汤主之。（314）

少阴病，下利脉微者，与白通汤；利不止，厥逆无脉，干呕烦者，白通加猪胆汁汤主之。服汤脉暴出者死，微续者生。
（315）

★少阴病，二三日不已，至四五日，腹痛，小便不利，四肢沉重疼痛，自下利者，此为有水气，其人或咳，或小便利，或下利，或呕者，真武汤主之。（316）

★少阴病，下利清谷，里寒外热，手足厥逆，脉微欲绝，身反不恶寒，其人面色赤，或腹痛，或干呕，或咽痛，或利止脉不出者，通脉四逆汤主之。（317）

★少阴病，四逆，其人或咳，或悸，或小便不利，或腹中痛，或泄利下重者，四逆散主之。（318）

四逆散方

枳甘柴芍数相均　　气厥能回察所因

白饮和服方寸匕　　阴阳顺接用斯神

★少阴病，下利六七日，咳而呕渴，心烦不得眠者，猪苓汤主之。（319）

少阴病，得之二三日，口燥咽干者，

急下之，宜大承气汤。(320)

少阴病，自利清水，色纯青，心下必痛，口干燥者，可下之，宜大承气汤。(321)

少阴病，六七日，腹胀不大便者，急下之，宜大承气汤。(322)

★少阴病，脉沉者，急温之，宜四逆汤。(323)

辨厥阴病脉证并治

★厥阴之为病，消渴，气上撞心，心中疼热，饥而不欲食，食则吐蛔，下之利不止。(326)

伤寒一二日至四五日，厥者必发热，前热者，后必厥，厥深者，热亦深，厥微者，热亦微，厥应下之，而反发汗者，必口伤烂赤。(335)

★凡厥者，阴阳气不相顺接便为厥。

厥者，手足逆冷者是也。（337）

★伤寒脉微而厥，至七八日，肤冷，其人躁无暂安时者，此为脏厥，非蛔厥也。蛔厥者，其人当吐蛔，令病者静，而复时烦者，此为脏寒，蛔上入其膈，故烦，须臾复止，得食而呕，又烦者，蛔闻食臭出，其人常自吐蛔。蛔厥者，乌梅丸主之。又主久利。（338）

乌梅丸方

乌梅丸用细辛桂　人参附子椒姜继
黄连黄柏及当归　温脏安蛔治久利

★伤寒，脉滑而厥者，里有热，白虎汤主之。（350）

★手足厥寒，脉细欲绝者，当归四逆汤主之。（351）

若其人内有久寒者，宜当归四逆加吴茱萸生姜汤。（352）

当归四逆汤方和当归
四逆加吴茱萸生姜汤方

三两辛归桂芍行　枣须廿五脉重生

甘通二两能回厥　寒入吴萸姜酒烹

大汗出，热不去，内拘急，四肢疼，又下利厥逆而恶寒者，四逆汤主之。（353）

★伤寒厥而心下悸，宜先治水，当服茯苓甘草汤，却治其厥；不尔，水渍入胃，必作利也。（356）

伤寒六七日，大下后，寸脉沉而迟，手足厥逆，下部脉不至，喉咽不利，唾脓血，泄利不止者，为难治，麻黄升麻汤主之。（357）

伤寒本自寒下，医复吐下之，寒格，更逆吐下；若食入口即吐，干姜黄芩黄连人参汤主之。（359）

★热利下重者，白头翁汤主之。（371）

白头翁汤方

白头翁汤治热利　　黄连黄柏与秦皮

味苦性寒清肠热　　坚阴止利成良剂

★下利，欲饮水者，以有热故也，白头翁汤主之。（373）

下利，谵语者，有燥屎也，宜小承气汤。（374）

下利后更烦，按之心下濡者，为虚烦也，宜栀子豉汤。（375）

★干呕，吐涎沫，头痛者，吴茱萸汤主之。（378）

★呕而发热者，小柴胡汤主之。（379）

辨霍乱病脉证并治

★问曰：病有霍乱者何？答曰：呕吐而利，此名霍乱。（382）

★霍乱，头痛，发热，身疼痛，热

多，欲饮水者，五苓散主之；寒多，不用水者，理中丸主之。（386）

理中汤（丸）方

理中丸或理中汤　人参甘草术干姜

吐利腹痛阴寒胜　或加附子总扶阳

吐利止而身痛不休者，当消息和解其外，宜桂枝汤小和之。（387）

吐利，发汗，脉平，小烦者，以新虚不胜谷气故也。（391）

辨阴阳易差后劳复病脉证并治

大病差后，劳复者，枳实栀子汤主之。（393）

★伤寒差以后，更发热，小柴胡汤主之。脉浮者，以汗解之；脉沉实者，以下解之。（394）

大病差后，喜唾，久不了了，胸上有寒，当以丸药温之，宜理中丸。（396）

★伤寒解后，虚羸少气，气逆欲吐，竹叶石膏汤主之。（397）

竹叶石膏汤方

三参二草一斤膏　病后虚羸呕逆叨

粳夏半升叶二把　麦门还配一升熬

病人脉已解，而日暮微烦，以病新差，人强与谷，脾胃气尚弱，不能消谷，故令微烦，损谷则愈。（398）

《金匮要略方论》必读

《金匮要略方论》源自东汉·张机（字仲景）所著的《伤寒杂病论》。本书原文选自明·赵开美校刻的《金匮要略方论》，篇名及篇次依旧。原文后的条文号码是后世医学家为方便学习，按照原书条文次序所加。本书共选原文165条，其中必须背诵的81条，必须熟读的84条。与《伤寒论》重复的原文与方剂歌诀，原则上不再列出。方剂歌诀的编写参考了《方剂学》教材和《中医治法与方剂》等书籍。

脏腑经络先后病脉证第一

★问曰：上工治未病，何也？师曰：

夫治未病者，见肝之病，知肝传脾，当先实脾。四季脾王不受邪，即勿补之。中工不晓相传，见肝之病，不解实脾，惟治肝也。

夫肝之病，补用酸，助用焦苦，益用甘味之药调之……此治肝补脾之要妙也。肝虚则用此法，实则不在用之。

经曰："虚虚实实，补不足，损有余"，是其义也，余脏准此。（1）

夫人禀五常，因风气而生长，风气虽能生万物，亦能害万物，如水能浮舟，亦能覆舟。若五脏元真通畅，人即安和。客气邪风，中人多死。千般疢难，不越三条：一者，经络受邪，入脏腑，为内所因也；二者，四肢九窍，血脉相传，壅塞不通，为外皮肤所中也；三者，房室、金刃、虫兽所伤。以此详之，病由都尽。

若人能养慎，不令邪风干忤经络；适中经络，未流传脏腑，即医治之。四肢才觉重滞，即导引、吐纳、针灸、膏摩，勿令九窍闭塞；更能无犯王法、禽兽灾伤，房室勿令竭乏，服食节其冷、热、苦、酸、辛、甘，不遗形体有衰，病则无由入其腠理。腠者，是三焦通会元真之处，为血气所注；理者，是皮肤脏腑之文理也。（2）

问曰：有未至而至，有至而不至，有至而不去，有至而太过，何谓也？师曰：冬至之后，甲子夜半少阳起，少阳之时，阳始生，天得温和。以未得甲子，天因温和，此为未至而至也；以得甲子，而天未温和，为至而不至也；以得甲子，而天大寒不解，此为至而不去也；以得甲子，而天温如盛夏五六月时，此为至而太过也。（8）

★师曰：病人脉浮者在前，其病在表；浮者在后，其病在里，腰痛背强不能行，必短气而极也。（9）

问曰：寸脉沉大而滑，沉则为实，滑则为气，实气相搏，血气入脏即死，入腑即愈，此为卒厥，何谓也？师曰：唇口青，身冷，为入脏即死；如身和，汗自出，为入腑即愈。（11）

……清邪居上，浊邪居下，大邪中表，小邪中里，槃饪之邪，从口入者，宿食也。五邪中人，各有法度，风中于前，寒中于暮，湿伤于下，雾伤于上，风令脉浮，寒令脉急，雾伤皮腠，湿流关节，食伤脾胃，极寒伤经，极热伤络。（13）

师曰：五脏病各有所得者愈，五脏病各有所恶，各随其所不喜者为病。病者素不应食，而反暴思之，必发热也。（16）

★夫诸病在脏，欲攻之，当随其所得而攻之。如渴者，与猪苓汤。余皆仿此。（17）

痉湿暍病脉证治第二

★病者身热足寒，颈项强急，恶寒，时头热，面赤，目赤，独头动摇，卒口噤，背反张者，痉病也。（7）

太阳病，其证备，身体强，几几然，脉反沉迟，此为痉，栝蒌桂枝汤主之。（11）

太阳病，无汗而小便反少，气上冲胸，口噤不得语，欲作刚痉，葛根汤主之。（12）

痉为病，胸满，口噤，卧不着席，脚挛急，必齘齿，可与大承气汤。（13）

★太阳病，关节疼痛而烦，脉沉而细者，此名湿痹。湿痹之候，小便不利，大便反快，但当利其小便。（14）

★风湿相搏，一身尽疼痛，法当汗出而解。值天阴雨不止，医云此可发汗，汗

114

之病不愈者，何也？盖发其汗，汗大出者，但风气去，湿气在，是故不愈也。若治风湿者，发其汗，但微微似欲出汗者，风湿俱去也。（18）

★湿家身烦疼，可与麻黄加术汤发其汗为宜，慎不可以火攻之。（20）

★病者一身尽疼，发热，日晡所剧者，名风湿。此病伤于汗出当风，或久伤取冷所致也，可与麻黄杏仁薏苡甘草汤。（21）

★风湿，脉浮，身重，汗出恶风者，防己黄芪汤主之。（22）

防己黄芪汤方

金匮防己黄芪汤　　白术甘草枣生姜

益气利水疗风湿　　风水恶风效亦良

★伤寒八九日，风湿相搏，身体疼烦，不能自转侧，不呕不渴，脉浮虚而涩者，桂枝附子汤主之；若大便坚，小便自利者，去桂加白术汤主之。（23）

★风湿相搏，骨节疼烦掣痛，不得屈伸，近之则痛剧，汗出短气，小便不利，恶风不欲去衣，或身微肿者，甘草附子汤主之。（24）

太阳中热者，暍是也。汗出恶寒，身热而渴，白虎加人参汤主之。（26）

百合狐惑阴阳毒病脉证治第三

论曰：百合病者，百脉一宗，悉致其病也。意欲食复不能食，常默默，欲卧不能卧，欲行不能行，欲饮食，或有美时，或有不用闻食臭时。如寒无寒，如热无热，口苦，小便赤。诸药不能治，得药则剧吐利，如有神灵者，身形如和，其脉微数。

……其证或未病而预见，或病四五日而出，或病二十日，或一月微见者，各随证治之。（1）

★百合病，不经吐、下、发汗，病形如初者，百合地黄汤主之。（5）

百合病见于阴者，以阳法救之；见于阳者，以阴法救之。见阳攻阴，复发其汗，此为逆；见阴攻阳，乃复下之，此亦为逆。（9）

★狐惑之为病，状如伤寒，默默欲眠，目不得闭，卧起不安。蚀于喉为惑，蚀于阴为狐。不欲饮食，恶闻食臭。其面目乍赤，乍黑，乍白。蚀于上部则声喝，甘草泻心汤主之。（10）

病者脉数，无热，微烦，默默但欲卧，汗出，初得之三四日，目赤如鸠眼；七八日，目四眦黑。若能食者，脓已成也，赤豆当归散主之。（13）

阳毒之为病，面赤斑斑如锦纹，咽喉痛，唾脓血。五日可治，七日不可治，升麻鳖甲汤主之。（14）

升麻鳖甲汤方

升麻鳖甲阴阳毒　雄黄蜀椒归草入
面赤斑斑咽喉痛　解毒化瘀疗效独

　　阴毒之为病，面目青，身痛如被杖，咽喉痛。五日可治，七日不可治，升麻鳖甲汤去雄黄、蜀椒主之。（15）

疟病脉证并治第四

　　病疟以月一日发，当以十五日愈，设不差，当月尽解。如其不差，当云何？师曰：此结为癥瘕，名曰疟母，急治之，宜鳖甲煎丸。（2）

鳖甲煎丸方

鳖甲煎丸疟母方　蟅虫鼠妇及蜣螂
蜂窝石韦人参射　桂朴紫葳丹芍姜
瞿麦柴芩胶半夏　桃仁葶苈和硝黄
疟疾日久胁下肿　消癥化积保安康

　　温疟者，其脉如平，身无寒但热，骨

节疼烦，时呕，白虎加桂枝汤主之。（4）

疟多寒者，名曰牝疟，蜀漆散主之。
（5）

中风历节病脉证并治第五

夫风之为病，当半身不遂，或但臂
不遂者，此为痹。脉微而数，中风使然。
（1）

★……邪在于络，肌肤不仁；邪在于
经，即重不胜；邪入于腑，即不识人；邪
入于脏，舌即难言，口吐涎。（2）

★诸肢节疼痛，身体魁羸，脚肿如
脱，头眩短气，温温欲吐，桂枝芍药知母
汤主之。（8）

桂枝芍药知母汤方

桂枝芍药知母汤　麻黄术附姜草防

散寒祛风兼清热　风湿历节服之良

★病历节，不可屈伸，疼痛，乌头汤

主之。（10）

乌头汤方

乌头汤中用麻黄　芪芍甘草白蜜裹

寒湿历节难屈伸　散寒止痛奏效强

血痹虚劳病脉证并治第六

问曰：血痹病从何得之？师曰：夫尊荣人骨弱肌肤盛，重困疲劳汗出，卧不时动摇，加被微风，遂得之。但以脉自微涩在寸口，关上小紧，宜针引阳气，令脉和紧去则愈。（1）

★血痹阴阳俱微，寸口关上微，尺中小紧，外证身体不仁，如风痹状，黄芪桂枝五物汤主之。（2）

黄芪桂枝五物汤方

黄芪桂枝五物汤　桂枝去甘倍生姜

再加黄芪益气妙　通阳行痹功效扬

★夫男子平人，脉大为劳，极虚亦为

劳。（3）

★夫失精家，少腹弦急，阴头寒，目眩，发落，脉极虚芤迟，为清谷，亡血，失精。脉得诸芤动微紧，男子失精，女子梦交，桂枝加龙骨牡蛎汤主之。（8）

★虚劳里急，悸，衄，腹中痛，梦失精，四肢酸痛，手足烦热，咽干口燥，小建中汤主之。（13）

虚劳里急，诸不足，黄芪建中汤主之。（14）

★虚劳腰痛，少腹拘急，小便不利者，八味肾气丸主之。（15）

肾气丸方

八味肾气治肾虚　　地黄山药山茱萸
丹皮苓泽加桂附　　阴中求阳法堪依

虚劳诸不足，风气百疾，薯蓣丸主之。（16）

薯蓣丸方

风气百疾薯蓣丸　　八珍阿胶敛桂防

柴杏麦桔姜枣草　再加曲卷久服良

★虚劳虚烦不得眠，酸枣仁汤主之。
（17）

酸枣仁汤方

酸枣仁汤治不眠　苓知芎草五物行
阴血亏损内热生　养血清热神可宁

五劳虚极羸瘦，腹满不能饮食。食
伤、忧伤、饮伤、房室伤、饥伤、劳伤、
经络营卫气伤，内有干血，肌肤甲错，两
目黯黑。缓中补虚，大黄䗪虫丸主之。
（18）

大黄䗪虫丸方

大黄䗪虫干血劳　干漆虻虫水蛭蛴
苓地芍草配桃杏　祛瘀消癥疗效高

肺痿肺痈咳嗽上气病脉证治第七

问曰：热在上焦者，因咳为肺痿。肺
痿之病，从何得之？师曰：或从汗出，或

从呕吐，或从消渴，小便利数，或从便难，又被快药下利，重亡津液，故得之。

曰：寸口脉数，其人咳，口中反有浊唾涎沫者何？师曰：为肺痿之病。若口中辟辟燥，咳即胸中隐隐痛，脉反滑数，此为肺痈，咳唾脓血。

脉数虚者为肺痿，数实者为肺痈。（1）

问曰：病咳逆，脉之，何以知此为肺痈？当有脓血，吐之则死。其脉何类？师曰：寸口脉微而数，微则为风，数则为热；微则汗出，数则恶寒。风中于卫，呼气不入；热过于营，吸而不出。风伤皮毛，热伤血脉。风舍于肺，其人则咳，口干喘满，咽燥不渴，多唾浊沫，时时振寒。热之所过，血为之凝滞，蓄结痈脓，吐如米粥。始萌可救，脓成则死。（2）

肺痿，吐涎沫而不咳者，其人不渴，必遗尿，小便数。所以然者，以上虚不能

制下故也。此为肺中冷，必眩，多涎唾，甘草干姜汤以温之。（5）

咳而上气，喉中水鸡声，射干麻黄汤主之。（6）

射干麻黄汤方

射干麻黄咳喘方　细辛五味半生姜
紫菀款冬大枣入　气逆痰鸣服之康

咳逆上气，时时吐浊，但坐不得眠，皂荚丸主之。（7）

咳而脉浮者，厚朴麻黄汤主之。（8）

脉沉者，泽漆汤主之。（9）

泽漆汤方

咳而脉沉泽漆汤　紫参参草半夏姜
桂枝白前加黄芩　逐水化饮止咳良

★大逆上气，咽喉不利，止逆下气者，麦门冬汤主之。（10）

麦门冬汤方

麦门冬汤用人参　草枣粳米半夏存
咳逆上气因虚火　益胃生津此方珍

★肺痈，喘不得卧，葶苈大枣泻肺汤主之。（11）

咳而胸满，振寒脉数，咽干不渴，时出浊唾腥臭，久久吐脓如米粥者，为肺痈，桔梗汤主之。（12）

★咳而上气，此为肺胀，其人喘，目如脱状，脉浮大者，越婢加半夏汤主之。（13）

★肺胀，咳而上气，烦躁而喘，脉浮者，心下有水，小青龙加石膏汤主之。（14）

★肺痈，胸满胀，一身面目浮肿，鼻塞清涕出，不闻香臭酸辛，咳逆上气，喘鸣迫塞，葶苈大枣泻肺汤主之。（15）

★《千金》苇茎汤：治咳有微热，烦满，胸中甲错，是为肺痈。

《千金》苇茎汤方

苇茎汤方冠千金　桃仁薏苡冬瓜仁
热毒壅肺成痈脓　清热排脓病自宁

奔豚气病脉证治第八

师曰：病有奔豚，有吐脓，有惊怖，有火邪。此四部病，皆从惊发得之。师曰：奔豚病，从少腹起，上冲咽喉，发作欲死，复还止，皆从惊恐得之。（1）

奔豚气上冲胸，腹痛，往来寒热，奔豚汤主之。（2）

奔豚汤方

气上冲胸名奔豚　四两姜夏五葛根

归芍芎苓甘二两　李根白皮用一升

胸痹心痛短气病脉证治第九

师曰：夫脉当取太过不及，阳微阴弦，即胸痹而痛，所以然者，责其极虚也。今阳虚知在上焦，所以胸痹、心痛者，以其阴弦故也。（1）

★胸痹之病，喘息咳唾，胸背痛，短气，寸口脉沉而迟，关上小紧数，栝蒌薤白白酒汤主之。（3）

★胸痹不得卧，心痛彻背者，栝蒌薤白半夏汤主之。（4）

栝蒌薤白半夏汤方

栝蒌薤白半夏汤　涤痰通阳效果良
心痛彻背因痰阻　放胆投之切勿忘

★胸痹心中痞，留气结在胸，胸满，胁下逆抢心，枳实薤白桂枝汤主之；人参汤亦主之。（5）

胸痹，胸中气塞，短气，茯苓杏仁甘草汤主之；橘枳姜汤亦主之。（6）

胸痹缓急者，薏苡附子散主之。（7）

心中痞，诸逆心悬痛，桂枝生姜枳实汤主之。（8）

★心痛彻背，背痛彻心，乌头赤石脂丸主之。（9）

乌头赤石脂丸方

乌头赤石心痛治　附子椒姜五药施
阴寒痼结痛彻背　散寒止痛莫迟疑

腹满寒疝宿食病脉证治第十

病者腹满，按之不痛为虚，痛者为实，可下之。舌黄未下者，下之黄自去。（2）

腹满时减，复如故，此为寒，当与温药。（3）

★病腹满，发热十日，脉浮而数，饮食如故，厚朴七物汤主之。（9）

厚朴七物汤方

厚朴七物表里双　桂枝去芍三物加
腹满发热脉浮数　行气除满兼发散

★腹中寒气，雷鸣切痛，胸胁逆满，呕吐，附子粳米汤主之。（10）

附子粳米汤方

附子粳米疗效奇　　半夏草枣五药齐

温中化湿功偏擅　　雷鸣切痛此方医

★痛而闭者，厚朴三物汤主之。
（11）

厚朴三物汤方

厚朴三物小承气　　重用厚朴运气机

腹满腹痛大便闭　　泄热通便效亦奇

★按之心下满痛者，此为实也，当下之，宜大柴胡汤。（12）

★腹满不减，减不足言，当须下之，宜大承气汤。（13）

★心胸中大寒痛，呕不能饮食，腹中寒，上冲皮起，出见有头足，上下痛而不可触近，大建中汤主之。（14）

大建中汤方

大建中汤建中阳　　饴糖人参配椒姜

中焦寒气胸腹痛　　痛而拒按服之康

★胁下偏痛，发热，其脉紧弦，此寒

129

也，以温药下之，宜大黄附子汤。（15）

……寒疝绕脐痛，若发则白汗出，手足厥冷，其脉沉紧者，大乌头煎主之。（17）

寒疝腹中痛，及胁痛里急者，当归生姜羊肉汤主之。（18）

寒疝腹中痛，逆冷，手足不仁，若身疼痛，灸刺诸药不能治，抵当乌头桂枝汤主之。（19）

五脏风寒积聚病脉证并治第十一

肝著，其人常欲蹈其胸上，先未苦时，但欲饮热，旋覆花汤主之。（7）

趺阳脉浮而涩，浮则胃气强，涩则小便数，浮涩相搏，大便则坚，其脾为约，麻子仁丸主之。（15）

肾著之病，其人身体重，腰中冷，如坐水中，形如水状，反不渴，小便自利，

饮食如故，病属下焦。身劳汗出，衣里冷湿，久久得之。腰以下冷痛，腹重如带五千钱，甘姜苓术汤主之。（16）

痰饮咳嗽病脉证并治第十二

★问曰：四饮何以为异？师曰：其人素盛今瘦，水走肠间，沥沥有声，谓之痰饮；饮后水流在胁下，咳唾引痛，谓之悬饮；饮水流行，归于四肢，当汗出而不汗出，身体疼重，谓之溢饮；咳逆倚息，短气不得卧，其形如肿，谓之支饮。（2）

膈上病痰，满喘咳吐，发则寒热，背痛腰疼，目泣自出，其人振振身瞤剧，必有伏饮。（11）

★病痰饮者，当以温药和之。（15）

★心下有痰饮，胸胁支满，目眩，苓桂术甘汤主之。（16）

★夫短气有微饮，当从小便去之，苓

桂术甘汤主之；肾气丸亦主之。(17)

　　病者脉伏，其人欲自利，利反快，虽利，心下续坚满，此为留饮欲去故也，甘遂半夏汤主之。(18)

甘遂半夏汤方

甘遂半夏逐水剂　芍药白蜜甘草奇

心下痞坚又下利　药用相反效相激

病悬饮者，十枣汤主之。(22)

　　★病溢饮者，当发其汗，大青龙汤主之；小青龙汤亦主之。(23)

　　★膈间支饮，其人喘满，心下痞坚，面色黧黑，其脉沉紧，得之数十日，医吐下之不愈，木防己汤主之。虚者即愈，实者三日复发，复与不愈者，宜木防己汤去石膏加茯苓芒硝汤主之。(24)

木防己汤方

膈间支饮木防己　再加桂枝通阳气

人参补虚石膏清　利水消饮法堪依

　　★心下有支饮，其人苦冒眩，泽泻汤

主之。(25)

★支饮不得息，葶苈大枣泻肺汤主
之。(27)

呕家本渴，渴者为欲解，今反不渴，
心下有支饮故也，小半夏汤主之。(28)

★腹满，口舌干燥，此肠间有水气，
己椒苈黄丸主之。(29)

己椒苈黄丸方

金匮己椒苈黄丸　专治水停腹胀满

又伴口干且舌燥　前后通利津液畅

卒呕吐，心下痞，膈间有水，眩悸
者，小半夏加茯苓汤主之。(30)

★假令瘦人脐下有悸，吐涎沫而癫
眩，此水也，五苓散主之。(31)

★咳逆倚息不得卧，小青龙汤主之。
(35)

先渴后呕，为水停心下，此属饮家，
小半夏茯苓汤主之。(41)

消渴小便不利淋病脉证并治第十三

★男子消渴，小便反多，以饮一斗，小便一斗，肾气丸主之。（3）

★淋之为病，小便如粟状，小腹弦急，痛引脐中。（7）

小便不利者，有水气，其人若渴，栝蒌瞿麦丸主之。（10）

栝蒌瞿麦丸方

栝蒌瞿麦利水气　茯苓薯蓣加附子

小便不利兼口渴　润上温下疗效奇

水气病脉证并治第十四

★师曰：病有风水、有皮水、有正水、有石水、有黄汗。风水其脉自浮，外证骨节疼痛，恶风；皮水其脉亦浮，外证胕肿，按之没指，不恶风，其腹如鼓，不渴。当发其汗。正水其脉沉迟，外证自喘；石水其脉自沉，外证腹满不喘。黄汗其脉沉迟，身发热，胸满，四肢头面肿，久不愈，必致痈脓。（1）

寸口脉沉滑者，中有水气，面目肿大，有热，名曰风水。视人之目窠上微拥，如蚕新卧起状，其颈脉动，时时咳，按其手足上，陷而不起者，风水。（3）

太阳病，脉浮而紧，法当骨节疼痛，反不痛，身体反重而疲，其人不渴，汗出即愈，此为风水。恶寒者，此为极虚发汗得之。

渴而不恶寒者，此为皮水，身肿而冷，状如周痹。

胸中窒，不能食，反聚痛，暮躁不得眠，此为黄汗，痛在骨节。

咳而喘，不渴者，此为脾胀，其状如肿，发汗则愈。

然诸病此者，渴而下利，小便数者，

皆不可发汗。（4）

★里水者，一身面目黄肿，其脉沉，小便不利，故令病水。假如小便自利，此亡津液，故令渴也。越婢加术汤主之。（5）

★脉得诸沉，当责有水，身体肿重。水病脉出者，死。（10）

★夫水病人，目下有卧蚕，面目鲜泽，脉伏，其人消渴。病水腹大，小便不利，其脉沉绝者，有水，可下之。（11）

★师曰：诸有水者，腰以下肿，当利小便；腰以上肿，当发汗乃愈。（18）

师曰：寸口脉沉而迟，沉则为水，迟则为寒，寒水相搏。趺阳脉伏，水谷不化，脾气衰则鹜溏，胃气衰则身肿。少阳脉卑，少阴脉细，男子则小便不利，妇人则经水不通；经为血，血不利则为水，名曰血分。（19）

★风水，脉浮身重，汗出恶风者，防

己黄芪汤主之。（22）

★风水恶风，一身悉肿，脉浮不渴，续自汗出，无大热，越婢汤主之。（23）

★皮水为病，四肢肿，水气在皮肤中，四肢聂聂动者，防己茯苓汤主之。（24）

防己茯苓汤方

防己茯苓桂甘芪　益气通阳治水气

皮水四肢肿且甚　表里分消疗效奇

里水，越婢加术汤主之；甘草麻黄汤亦主之。（25）

水之为病，其脉沉小，属少阴；浮者为风，无水虚胀者为气。水，发其汗即已。脉沉者宜麻黄附子汤；浮者宜杏子汤。（26）

厥而皮水者，蒲灰散主之。（27）

问曰：黄汗之为病，身体肿，发热汗出而渴，状如风水，汗沾衣，色正黄如柏汁，脉自沉，何从得之？师曰：以汗出入

水中浴，水从汗孔入得之，宜芪芍桂酒汤主之。（28）

气分，心下坚，大如盘，边如旋杯，水饮所作，桂枝去芍药加麻辛附子汤主之。（31）

心下坚，大如盘，边如旋盘，水饮所作，枳术汤主之。（32）

黄疸病脉证并治第十五

寸口脉浮而缓，浮则为风，缓则为痹，痹非中风。四肢苦烦，脾色必黄，瘀热以行。（1）

趺阳脉紧而数，数则为热，热则消谷，紧则为寒，食即为满。尺脉浮为伤肾，趺阳脉紧为伤脾。风寒相搏，食谷即眩，谷气不消，胃中苦浊，浊气下流，小便不通，阴被其寒，热流膀胱，身体尽黄，名曰谷疸。

额上黑，微汗出，手足中热，薄暮即发，膀胱急，小便自利，名曰女劳疸。腹如水状不治。（2）

心中懊侬而热，不能食，时欲吐，名曰酒疸。

酒疸下之，久久为黑疸，目青面黑，心中如啖蒜齑状，大便正黑，皮肤爪之不仁，其脉浮弱，虽黑微黄，故知之。（7）

师曰：病黄疸，发热烦喘，胸满口燥者，以病发时火劫其汗，两热所得。然黄家所得，从湿得之。一身尽发热而黄，肚热，热在里，当下之。（8）

★谷疸之为病。寒热不食，食即头眩，心胸不安，久久发黄，为谷疸。茵陈蒿汤主之。（13）

黄家日晡所发热，而反恶寒，此为女劳得之。膀胱急，少腹满，身尽黄，额上黑，足下热，因作黑疸。其腹胀如水状，大便必黑，时溏，此女劳之病，非水也。

腹满者难治。硝石矾石散主之。（14）

★酒黄疸，心中懊憹或热痛，栀子大黄汤主之。（15）

栀子大黄汤方

栀子大黄枳实豉　清热退黄常用此
酒疸懊憹心中痛　热郁于上效称奇

★黄疸病，茵陈五苓散主之。（18）

★黄疸腹满，小便不利而赤，自汗出，此为表和里实，当下之，宜大黄硝石汤。（19）

大黄硝石汤方

大黄硝石黄疸疗　栀子黄柏不可少
腹部胀满小便赤　泄热退黄用之妙

★诸黄，腹痛而呕者，宜柴胡汤。（21）

男子黄，小便自利，当与虚劳小建中汤。（22）

惊悸吐衄下血胸满瘀血病脉证并治第十六

病人胸满，唇痿舌青，口燥，但欲漱水不欲咽，无寒热，脉微大来迟，腹不满，其人言我满，为有瘀血。（10）

心下悸者，半夏麻黄丸主之。（13）

吐血不止者，柏叶汤主之。（14）

柏叶汤方

吐血不止柏叶汤　艾叶童便与干姜

中气虚寒血外溢　温经止血效力强

★下血，先便后血，此远血也，黄土汤主之。（15）

黄土汤方

温中摄血黄土汤　术草胶附与地黄

更加黄芩成反佐　阳虚远血此堪尝

下血，先血后便，此近血也，赤小豆当归散主之。（16）

★心气不足，吐血、衄血，泻心汤主之。（17）

泻心汤方

三黄并用为泻心　　大黄黄连合黄芩

火热炽盛见吐衄　　澄本清源出血停

呕吐哕下利病脉证治第十七

趺阳脉浮而涩，浮则为虚，涩则伤脾，脾伤则不磨，朝食暮吐，暮食朝吐，宿谷不化，名曰胃反。脉紧而涩，其病难治。（5）

★呕而肠鸣，心下痞者，半夏泻心汤主之。（10）

★诸呕吐，谷不得下者，小半夏汤主之。（12）

★呕吐而病在膈上，后思水者，解，急与之。思水者，猪苓散主之。（13）

★呕而发热者，小柴胡汤主之。（15）

胃反呕吐者，大半夏汤主之。（16）

大半夏汤方

大半夏汤治胃反　补虚人参白蜜裹

脾不磨谷朝暮吐　和胃降逆服之安

★食已即吐者，大黄甘草汤主之。（17）

★胃反，吐而渴欲饮水者，茯苓泽泻汤主之。（18）

茯苓泽泻汤方

茯苓泽泻治胃反　桂枝白术加草姜

呕吐频频渴欲饮　健脾化气水饮散

干呕，吐逆，吐涎沫，半夏干姜散主之。（20）

病人胸中似喘不喘，似呕不呕，似哕不哕，彻心中愦愦然无奈者，生姜半夏汤主之。（21）

干呕、哕，若手足厥者，橘皮汤主之。（22）

★哕逆者，橘皮竹茹汤主之。（23）

橘皮竹茹汤方

金匮橘皮竹茹汤　人参甘草大枣姜

虚烦少气口干热　补虚清热胃气降

下利气者，当利其小便。（31）

下利三部脉皆平，按之心下坚者，急下之，宜大承气汤。（37）

下利已差，至其年月日时复发者，以病不尽故也，当下之，宜大承气汤。（40）

★下利便脓血者，桃花汤主之。（42）

★热利下重者，白头翁汤主之。（43）

气利，诃梨勒散主之。（47）

疮痈肠痈浸淫病脉证并治第十八

肠痈之为病，其身甲错，腹皮急，按之濡，如肿状，腹无积聚，身无热，脉数。此为肠内有痈脓，薏苡附子败酱散主之。（3）

肠痈者，小腹肿痞，按之即痛如淋，小便自调，时时发热，自汗出，复恶寒。其脉迟紧者，脓未成，可下之，当有血。

144

脉洪数者，脓已成，不可下也。大黄牡丹汤主之。（4）

大黄牡丹汤方

金匮大黄牡丹汤　桃仁瓜子合硝黄

肠痈初期少腹痛　泻热逐瘀效果良

趺蹶手指臂肿转筋阴
狐疝蛔虫病脉证治第十九

阴狐疝气者，偏有小大，时时上下，蜘蛛散主之。（4）

蛔虫之为病，令人吐涎，心痛，发作有时，毒药不止，甘草粉蜜汤主之。（6）

蛔厥者，当吐蛔，令病者静而复时烦，此为脏寒，蛔上入膈，故烦，须臾复止，得食而呕，又烦者，蛔闻食臭出，其人常自吐蛔。（7）

蛔厥者，乌梅丸主之。（8）

妇人妊娠病脉证并治第二十

妇人宿有癥病，经断未及三月，而得漏下不止，胎动在脐上者，为癥痼害。妊娠六月动者，前三月经水利时，胎也。下血者，后断三月衃也。所以血不止者，其癥不去故也，当下其癥，桂枝茯苓丸主之。（2）

桂枝茯苓丸方

桂枝茯苓牡丹皮　桃仁芍药等分宜

活血行津消癥块　经闭腹痛亦能医

★师曰：妇人有漏下者，有半产后因续下血都不绝者，有妊娠下血者。假令妊娠腹中痛，为胞阻，胶艾汤主之。（4）

★妇人怀娠，腹中疠痛，当归芍药散主之。（5）

当归芍药散方

当归芍药用川芎　白术苓泽六味同

男女腹中诸疾痛　调理肝脾有奇功

妊娠呕吐不止，干姜人参半夏丸主之。（6）

妇人产后病脉证治第二十一

问曰：新产妇人有三病，一者病痉，二者病郁冒，三者大便难，何谓也？师曰：新产血虚，多汗出，喜中风，故令病痉；亡血复汗，寒多，故令郁冒；亡津液，胃燥，故大便难。（1）

★产后腹中㽲痛，当归生姜羊肉汤主之；并治腹中寒疝，虚劳不足。（4）

★产后腹痛，烦满不得卧，枳实芍药散主之。（5）

产后风续之数十日不解，头微痛，恶寒，时时有热，心下闷，干呕，汗出，虽久，阳旦证续在耳，可与阳旦汤。（8）

产后中风，发热，面正赤，喘而头

痛，竹叶汤主之。（9）

妇人乳中虚，烦乱呕逆，安中益气，竹皮大丸主之。（10）

妇人杂病脉证并治第二十二

★妇人咽中如有炙脔，半夏厚朴汤主之。（5）

半夏厚朴汤方

半夏厚朴苏姜苓　气郁津凝是病因
咽中异物如炙脔　调气化痰庶可宁

★妇人脏躁，喜悲伤欲哭，象如神灵所作，数欠伸，甘麦大枣汤主之。（6）

妇人之病，因虚、积冷、结气，为诸经水断绝，至有历年，血寒积结，胞门寒伤，经络凝坚。（8）

★问曰：妇人年五十所，病下利数十日不止，暮即发热，少腹里急，腹满，手掌烦热，唇口干燥，何也？师曰：此病属带下。何以故？曾经半产，瘀血在少腹不去。何以知之？其证唇口干燥，故知之。当以温经汤主之。（9）

温经汤方

温经归芍桂萸芎　姜夏丹皮与麦冬

参草益气胶养血　调补冲任建奇功

妇人陷经，漏下黑不解，胶姜汤主之。（12）

妇人少腹满如敦状，小便微难而不渴，生后者，此为水与血俱结在血室也，大黄甘遂汤主之。（13）

大黄甘遂汤方

大黄甘遂用阿胶　攻瘀逐水效力高

腹满如敦小便难　顿服一剂见疗效

★妇人腹中诸疾痛，当归芍药散主之。（17）

妇人腹中痛，小建中汤主之。（18）

问曰：妇人病，饮食如故，烦热不得

卧，而反倚息者，何也？师曰：此名转胞，不得溺也。以胞系了戾，故致此病，但利小便则愈，宜肾气丸主之。（19）

温病学名著必读

《叶香岩外感温热篇》必读

《叶香岩外感温热篇》为清代著名医学家叶桂（字天士，号香岩）所著，据传是由叶氏口授，其门人顾景文手录而传世，曾被收入多部医书中。本书原文选自清代著名医学家王士雄（字孟英）编著的《温热经纬》，共分36条，是温病学的纲领性文献，尤以第1～10条最为重要。

★温邪上受，首先犯肺，逆传心包。肺主气属卫；心主血属营。辨营卫气血虽与伤寒同，若论治法，则与伤寒大异也。（1）

★盖伤寒之邪留恋在表，然后化热入

里，温邪则热变最速。未传心包，邪尚在肺，肺主气，其合皮毛，故云在表。在表，初用辛凉轻剂。夹风，则加入薄荷、牛蒡之属；夹湿，加芦根、滑石之流。或透风于热外，或渗湿于热下，不与热相搏，势必孤矣。（2）

★不尔，风夹温热而燥生，清窍必干，谓水主之气不能上荣，两阳相劫也。湿与温合，蒸郁而蒙蔽于上，清窍为之壅塞，浊邪害清也。其病有类伤寒，其验之之法，伤寒多有变证；温热虽久，在一经不移，以此为辨。（3）

★前言辛凉散风，甘淡驱湿，若病仍不解，是渐欲入营也。营分受热，则血液受劫，心神不安，夜甚无寐，或斑点隐隐。即撤去气药，如从风热陷入者，用犀角、竹叶之属；如从湿热陷入者，犀角、花露之品，参入凉血清热方中；若加烦躁，大便不通，金汁亦可加入，老年或

平素有寒者，以人中黄代之。急急透斑为要。（4）

★若斑出热不解者，胃津亡也，主以甘寒，重则如玉女煎，轻则如梨皮、蔗浆之类。或其人肾水素亏，虽未及下焦，先自彷徨矣，必验之于舌，如甘寒之中，加入咸寒，务在先安未受邪之地，恐其陷入易易耳。（5）

★若其邪始终在气分流连者，可冀其战汗透邪。法宜益胃，令邪与汗并，热达腠开，邪从汗出。解后胃气空虚，当肤冷一昼夜，待气还自温暖如常矣。盖战汗而解，邪退正虚，阳从汗泄，故渐肤冷，未必即成脱证。此时宜令病者，安舒静卧，以养阳气来复，旁人切勿惊惶，频频呼唤，扰其元神，使其烦躁。但诊其脉，若虚软和缓，虽倦卧不语，汗出肤冷，却非脱证；若脉急疾，躁扰不卧，肤冷汗出，便为气脱之证矣；更有邪盛正虚，不能一

战而解，停一二日再战汗而愈者，不可不知。（6）

★再论气病有不传血分，而邪留三焦，亦如伤寒中少阳病也。彼则和解表里之半，此则分消上下之势，随证变法，如近时杏、朴、苓等类，或如温胆汤之走泄。因其仍在气分，犹可望其战汗之门户，转疟之机括。（7）

★大凡看法，卫之后方言气，营之后方言血。在卫汗之可也；到气才可清气；入营犹可透热转气，如犀角、元参、羚羊角等物；入血就恐耗血动血，直须凉血散血，加生地、丹皮、阿胶、赤芍等物。否则，前后不循缓急之法，虑其动手便错，反致慌张矣。（8）

★且吾吴湿邪害人最广。如面色白者，须要顾其阳气，湿胜则阳微也，法应清凉，然到十分之六七，即不可过于寒凉，恐成功反弃。何以故耶？湿热一去，阳亦衰微也。面色苍者，须要顾其津液，清凉到十分之六七，往往热减身寒者，不可就云虚寒而投补剂，恐炉烟虽息，灰中有火也，须细察精详，方少少与之，慎不可直率而往也。又有酒客，里湿素盛，外邪入里，里湿为合。在阳旺之躯，胃湿恒多；在阴盛之体，脾湿亦不少，然其化热则一。热病救阴犹易，通阳最难。救阴不在血，而在津与汗；通阳不在温，而在利小便。然较之杂证，则有不同也。（9）

★再论三焦不得从外解，必致成里结。里结于何？在阳明胃与肠也。亦须用下法，不可以气血之分，就不可下也。但伤寒邪热在里，劫烁津液，下之宜猛；此多湿邪内搏，下之宜轻。伤寒大便溏为邪已尽，不可再下；湿温病大便溏为邪未尽，必大便硬，慎不可再攻也，以粪燥为无湿矣。（10）

《薛生白湿热病篇》必读

《薛生白湿热病篇》据传为清代著名医学家薛雪（字生白，号一瓢）所著，曾被收入多部医书中。本书原文选自王士雄编著的《温热经纬》，共分46条，是专论湿热病的重要文献，本书选录其中7条。

★湿热证，始恶寒，后但热不寒，汗出，胸痞，舌白，口渴不引饮。（1）

★湿热证，恶寒，无汗，身重，头痛，湿在表分，宜藿香、香薷、羌活、苍术皮、薄荷、牛蒡子等味。头不痛者，去羌活。（2）

★湿热证，恶寒，发热，身重，关节疼痛，湿在肌肉，不为汗解，宜滑石、大豆黄卷、茯苓皮、苍术皮、藿香叶、鲜荷叶、白通草、桔梗等味。不恶寒者，去苍

术皮。（3）

　　★湿热证，寒热如疟，湿热阻遏膜原，宜柴胡、厚朴、槟榔、草果、藿香、苍术、半夏、干菖蒲、六一散等味。（8）

　　★湿热证，数日后，脘中微闷，知饥不食，湿邪蒙绕三焦，宜藿香叶、薄荷叶、鲜荷叶、枇杷叶、佩兰叶、芦尖、冬瓜仁等味。（9）

　　★湿热证，初起发热，汗出，胸痞，口渴，舌白，湿伏中焦，宜藿梗、蔻仁、杏仁、枳壳、桔梗、郁金、苍术、厚朴、草果、半夏、干菖蒲、佩兰叶、六一散等味。（10）

　　★湿热证，舌根白，舌尖红，湿渐化热，余湿犹滞，宜辛泄佐清热，如蔻仁、半夏、干菖蒲、大豆黄卷、连翘、绿豆衣、六一散等味。（13）

《温病条辨》必读

《温病条辨》为清代著名医学家吴瑭（字配珩，号鞠通）所著。全书分为七卷，以"卷一·上焦篇""卷二·中焦篇""卷三·下焦篇"为核心。本书原文选自清·问心堂刻本，共94条，其中必须背诵的37条，必须熟读的57条。所附方剂歌诀选自多部有关书籍，为便于诵读，略作加工，并有部分新编歌诀。与《伤寒论》《金匮要略方论》两书重复的方剂，其歌诀不予重录。

卷一·上焦篇

温病者：有风温、有温热、有温疫、有温毒、有暑温、有湿温、有秋燥、有冬温、有温疟。（1）

太阴之为病，脉不缓不紧而动数，或

两寸独大，尺肤热，头痛，微恶风寒，身热，自汗，口渴，或不渴而咳，午后热甚者，名曰温病。（3）

太阴风温、温热、温疫、冬温，初起恶风寒者，桂枝汤主之；但热不恶寒而渴者，辛凉平剂银翘散主之。温毒、暑温、湿温、温疟，不在此例。（4）

银翘散方

银翘散主上焦疴，竹叶荆牛豉薄荷，
甘桔芦根辛凉法，轻宣风热煮勿过。

太阴风温，但咳，身不甚热，微渴者，辛凉轻剂桑菊饮主之。（6）

桑菊饮方

桑菊饮中桔梗翘，杏仁甘草薄荷饶，
芦根为饮轻清剂，风温但咳服之效。

太阴温病，脉浮洪，舌黄，渴甚，大汗，面赤，恶热者，辛凉重剂白虎汤主之。（7）

太阴温病，脉浮大而芤，汗大出，微

喘，甚至鼻孔扇者，白虎加人参汤主之，脉若散大者，急用之，倍人参。（8）

★白虎本为达热出表，若其人脉浮弦而细者，不可与也；脉沉者，不可与也；不渴者，不可与也；汗不出者，不可与也。常须识此，勿令误也。（9）

太阴温病，气血两燔者，玉女煎去牛膝加元参主之。（10）

玉女煎去牛膝熟地加细生地元参方

加减玉女清气营，舌绛中心黄苔生，

膏知生地元参麦，辛凉甘寒二法并。

★太阴温病，血从上溢者，犀角地黄汤合银翘散主之。其中焦病者，以中焦法治之。若吐粉红血水者，死不治。血从上溢，脉七八至以上，面反黑者，死不治，可用清络育阴法。（11）

犀角地黄汤方

犀角地黄赤芍丹，热邪迫血并熬煎，

耗血动血虚且瘀，凉血散血一方担。

★太阴温病，寸脉大，舌绛而干，法当渴，今反不渴者，热在营中也，清营汤去黄连主之。（15）

清营汤方、清宫汤方

清营汤是鞠通方，热入营分灼阴伤，

犀角丹元连地麦，银翘竹叶煎服康。

去银连地与丹参，加莲子芯清宫汤。

★太阴温病，不可发汗，发汗而汗不出者，必发斑、疹；汗出过多者，必神昏谵语。发斑者，化斑汤主之；发疹者，银翘散去豆豉，加细生地、丹皮、大青叶、倍元参主之，禁升麻、柴胡、当归、防风、羌活、白芷、葛根、三春柳；神昏谵语者，清宫汤主之，牛黄丸、紫雪丹、局方至宝丹亦主之。（16）

化斑汤方

化斑汤中白虎汤，犀角元参共一方，

气血两燔斑色赤，清气凉血用之良。

安宫牛黄丸方

安宫犀角与牛黄，雄黄梅片朱麝香，
芩连郁金珍珠栀，金箔为衣凉开方。

紫雪丹方

紫雪犀羚朱朴硝，硝石寒水磁滑膏，
丁沉木麝四香俱，元参升麻与甘草。

至宝丹方

至宝朱砂麝息香，牛黄犀角共雄黄，
金箔银箔与龙脑，琥珀玳瑁共为方。

★邪入心包，舌蹇，肢厥，牛黄丸主之，紫雪丹亦主之。（17）

温毒咽痛，喉肿，耳前耳后肿，颊肿，面正赤，或喉不痛，但外肿，甚则耳聋，俗名大头温、虾蟆温者，普济消毒饮去柴胡、升麻主之。初起一二日，再去芩、连，三四日加之佳。（18）

普济消毒饮方

普济消毒芩连牛，元参甘桔蓝根侣，
升柴马勃连翘陈，僵蚕薄荷为末咀。

形似伤寒，但右脉洪大而数，左脉反小于右，口渴甚，面赤，汗大出者，名曰暑温，在手太阴，白虎汤主之，脉芤甚者，白虎加人参汤主之。（22）

手太阴暑温，如上条证，但汗不出者，新加香薷饮主之。（24）

新加香薷饮方

鞠通香薷饮新加，银翘厚朴扁豆花，

暑温脉洪身无汗，辛香解表其效佳。

★手太阴暑温，或已经发汗，或未发汗，而汗不止，烦渴而喘，脉洪大有力者，白虎汤主之；脉洪大而芤者，白虎加人参汤主之；身重者，湿也，白虎加苍术汤主之；汗多，脉散大，喘喝，欲脱者，生脉散主之。（26）

生脉散方

生脉散中用人参，麦冬五味共为臣，

汗多脉散喘欲脱，补气固脱又敛阴。

★脉虚，夜寐不安，烦渴，舌赤，时

有谵语，目常开不闭，或喜闭不开，暑入手厥阴也。手厥阴暑温，清营汤主之。舌白滑者，不可与也。（30）

手厥阴暑温，身热不恶寒，清神不了了，时时谵语者，安宫牛黄丸主之，紫雪丹亦主之。（31）

★小儿暑温，身热，卒然痉厥，名曰暑痫，清营汤主之，亦可少与紫雪丹。（33）

★大人暑痫，亦同上法。热初入营，肝风内动，手足瘛疭，可于清营汤中加勾藤、丹皮、羚羊角。（34）

长夏受暑，过夏而发者，名曰伏暑。霜未降而发者少轻，霜既降而发者则重，冬日发者尤重，子、午、丑、未之年为多也。（36）

头痛，微恶寒，面赤，烦渴，舌白，脉濡而数者，虽在冬月，犹为太阴伏暑也。（37）

太阴伏暑，舌白，口渴，无汗者，银翘散去牛蒡、元参加杏仁、滑石主之。（38）

太阴伏暑，舌赤，口渴，无汗者，银翘散加生地、丹皮、赤芍、麦冬主之。（39）

太阴伏暑，舌白，口渴，有汗，或大汗不止者，银翘散去牛蒡子、元参、芥穗，加杏仁、石膏、黄芩主之；脉洪大，渴甚，汗多者，仍用白虎法；脉虚大而芤者，仍用人参白虎法。（40）

★伏暑、暑温、湿温，证本一源，前后互参，不可偏执。（42）

★头痛，恶寒，身重疼痛，舌白，不渴，脉弦细而濡，面色淡黄，胸闷，不饥，午后身热，状若阴虚，病难速已，名曰湿温。汗之则神昏耳聋，甚则目瞑不欲言；下之则洞泄；润之则病深不解。长夏、深秋、冬日同法，三仁汤主之。（43）

三仁汤方

三仁杏蔻薏苡仁，朴夏通草滑竹伦，

主治湿温口不渴，胸闷不饥其效灵。

秋感燥气，右脉数大，伤手太阴气分者，桑杏汤主之。（54）

桑杏汤方

桑杏沙参栀子皮，象贝香豉与梨皮，

温燥伤肺右脉大，清宣润燥此方宜。

★燥伤肺胃阴分，或热或咳者，沙参麦冬汤主之。（56）

沙参麦冬汤方

沙参麦冬汤甘寒，桑叶扁豆花粉兼，

更用玉竹生甘草，肺胃阴伤润之瘥。

★燥气化火，清窍不利者，翘荷汤主之。（57）

翘荷汤方

翘荷汤中黑栀皮，桔梗甘草绿豆衣，

燥气化火干清窍，耳鸣目赤龈胀宜。

诸气膹郁，诸痿喘呕之因于燥者，喻

氏清燥救肺汤主之。(58)

清燥救肺汤方

清燥救肺参草麻，石膏胶杏麦枇杷，

经霜收下干桑叶，清肺润燥效堪夸。

卷二·中焦篇

★面目俱赤，语声重浊，呼吸俱粗，大便闭，小便涩，舌苔老黄，甚则黑有芒刺，但恶热，不恶寒，日晡益甚者，传至中焦，阳明温病也。脉浮洪躁甚者，白虎汤主之；脉沉数有力，甚则脉体反小而实者，大承气汤主之。暑温、湿温、温疟，不在此例。(1)

阳明温病，脉浮而促者，减味竹叶石膏汤主之。(2)

减味竹叶石膏汤方

减味竹叶石膏汤，麦冬甘草共一方，

阳明温病脉浮促，清宣生津辛甘凉。

阳明温病，无汗，小便不利，谵语

者，先与牛黄丸。不大便，再与调胃承气汤。（5）

阳明温病，面目俱赤，肢厥，甚则通体皆厥，不瘈疭，但神昏，不大便七八日以外，小便赤，脉沉伏，或并脉亦厥，胸腹满坚，甚则拒按，喜凉饮者，大承气汤主之。（6）

阳明温病，纯利稀水无粪者，谓之热结旁流，调胃承气汤主之。（7）

阳明温病，下利，谵语，阳明脉实，或滑疾者，小承气汤主之；脉不实者，牛黄丸主之，紫雪丹亦主之。（9）

温病三焦俱急，大热，大渴，舌燥，脉不浮而躁甚，舌色金黄，痰涎壅甚，不可单行承气者，承气合小陷胸汤主之。（10）

★阳明温病，无上焦证，数日不大便，当下之。若其人阴素虚，不可行承气者，增液汤主之。服增液汤已，周十二时

观之，若大便不下者，合调胃承气汤微和之。（11）

增液汤方

增液汤中用元参，生地麦冬共滋阴，

咸寒苦甘润下法，增水行舟此方珍。

★阳明温病，下后汗出，当复其阴，益胃汤主之。（12）

益胃汤方

温热伤阴益胃汤，药用玉地麦沙糖，

滋而不腻复胃阴，甘寒清养代表方。

下后，无汗，脉浮者，银翘汤主之；脉浮洪者，白虎汤主之；脉洪而芤者，白虎加人参汤主之。（13）

银翘汤方

下后脉浮银翘汤，邪气还表阴液伤，

冬地甘草为增液，银翘竹叶透表良。

下后数日，热不退，或退不尽，口燥咽干，舌苔干黑，或金黄色，脉沉而有力者，护胃承气汤微和之；脉沉而弱者，增

液汤主之。（15）

护胃承气汤方

下后护胃承气汤，邪气复聚阴液伤，

元地丹皮麦知母，通下仍须用大黄。

阳明温病，下后二三日，下证复现，脉不甚沉，或沉而无力，止可与增液，不可与承气。（16）

★阳明温病，下之不通，其证有五：应下失下，正虚不能运药，不运药者死，新加黄龙汤主之；喘促不宁，痰涎壅滞，右寸实大，肺气不降者，宣白承气汤主之；左尺牢坚，小便赤痛，时烦渴甚，导赤承气汤主之；邪闭心包，神昏，舌短，内窍不通，饮不解渴者，牛黄承气汤主之；津液不足，无水舟停者，间服增液，再不下者，增液承气汤主之。（17）

新加黄龙汤方

新加黄龙攻补施，元地麦草归姜汁，

人参海参补气阴，再用硝黄下腑实。

宣白承气汤方

宣白承气膏大黄，蒌皮杏仁急煎尝，

热结大肠痰阻肺，宣上泻下效昭彰。

导赤承气汤方

导赤承气治二肠，小便赤痛热移胱，

赤芍生地黄连柏，通下更用硝与黄。

牛黄承气汤方

牛黄承气消渴甚，腑实痰热致神昏，

安宫牛黄大黄末，调服急救两少阴。

增液承气汤方

增液承气用硝黄，元地麦冬增液良，

津亏无水舟停者，滋阴通下急煎尝。

★阳明温病，干呕，口苦而渴，尚未可下者，黄连黄芩汤主之。不渴而舌滑者，属湿温。（19）

黄连黄芩汤方

鞠通黄连黄芩汤，郁金香豉共为方，

干呕口苦且渴饮，折热宣郁法度良。

★阳明温病，舌黄燥，肉色绛，不渴

者，邪在血分，清营汤主之。若滑者，不可与也，当于湿温中求之。（20）

阳明斑者，化斑汤主之。（21）

阳明温病，下后疹续出者，银翘散去豆豉加细生地大青叶元参丹皮汤主之。（22）

★斑、疹，用升提则衄，或厥，或呛咳，或昏痉；用壅补则瞀乱。（23）

★斑、疹阳明证悉具，外出不快，内壅特甚者，调胃承气汤微和之，得通则已，不可令大泄，大泄则内陷。（24）

阳明温病，不甚渴，腹不满，无汗，小便不利，心中懊憹者，必发黄。黄者，栀子柏皮汤主之。（27）

阳明温病，无汗，或但头汗出，身无汗，渴欲饮水，腹满，舌燥黄，小便不利者，必发黄，茵陈蒿汤主之。（28）

★阳明温病，无汗，实证未剧，不可下。小便不利者，甘苦合化，冬地三黄汤

主之。（29）

冬地三黄汤方

冬地三黄甘苦法，热盛阴伤溲难下，

苓连黄柏银花露，元参苇根甘草加。

★温病小便不利者，淡渗不可与也，忌五苓、八正辈。（30）

★温病燥热，欲解燥者，先滋其干，不可纯用苦寒也，服之反燥甚。（31）

阳明温病，斑、疹、温痘、温疮、温毒、发黄，神昏谵语者，安宫牛黄丸主之。（36）

风温、温热、温疫、温毒、冬温之在中焦，阳明病居多；湿温之在中焦，太阴病居多；暑温则各半也。（37）

脉洪滑，面赤，身热，头晕，不恶寒，但恶热，舌上黄滑苔，渴欲凉饮，饮不解渴，得水则呕，按之胸下痛，小便短，大便闭者，阳明暑温，水结在胸也，小陷胸汤加枳实主之。（38）

★暑温蔓延三焦，舌滑微黄，邪在气分者，三石汤主之；邪气久留，舌绛苔少，热搏血分者，加味清宫汤主之；神识不清，热闭内窍者，先与紫雪丹，再与清宫汤。（41）

三石汤方

三石汤中用石膏，滑石寒水白通草，
杏茹金汁与银花，三焦暑湿服之消。

加味清宫汤方

暑温加味清宫汤，热入血分阴液伤，
清宫加入鲜竹沥，知母银花苦辛凉。

暑温、伏暑，三焦均受，舌灰白，胸痞闷，潮热，呕恶，烦渴，自利，汗出，溺短者，杏仁滑石汤主之。（42）

杏仁滑石汤方

杏仁滑石用芩连，橘半通朴郁金全，
三焦湿热气机滞，淡渗并用苦辛寒。

吸受秽湿，三焦分布，热蒸头胀，身痛，呕逆，小便不通，神识昏迷，舌

白，渴不多饮，先宜芳香通神利窍，安宫牛黄丸，继用淡渗分消浊湿，茯苓皮汤。（56）

茯苓皮汤方

茯苓皮汤渗利方，腹皮通草苡仁匡，

更用猪苓淡竹叶，湿阻尿闭服之良。

★三焦湿郁，升降失司，脘连腹胀，大便不爽，一加减正气散主之。（58）

湿郁三焦，脘闷，便溏，身痛，舌白，脉象模糊，二加减正气散主之。（59）

秽湿着里，舌黄，脘闷，气机不宣，久则酿热，三加减正气散主之。（60）

秽湿着里，邪阻气分，舌白滑，脉右缓，四加减正气散主之。（61）

秽湿着里，脘闷，便泄，五加减正气散主之。（62）

五个加减正气散方

加减正气朴陈皮，藿梗茯苓四必俱。

175

一加杏曲腹麦茵，二加防己通豆豉，

三加滑石杏藿叶，四加草果楂神曲，

五加腹皮苍谷芽，湿着三焦变通宜。

★脉缓，身痛，舌淡黄而滑，渴不多饮，或竟不渴，汗出热解，继而复热，内不能运水谷之湿，外复感时令之湿，发表、攻里，两不可施，误认伤寒，必转坏证，徒清热则湿不退，徒祛湿则热愈炽，黄芩滑石汤主之。（63）

黄芩滑石汤方

黄芩滑石湿热蒸，苓皮腹皮蔻仁用，

通草猪苓导湿热，宣气利尿是其功。

湿郁经脉，身热，身痛，汗多，自利，胸腹白疹，内外合邪，纯辛走表，纯苦清热，皆在所忌，辛凉淡法，薏苡竹叶散主之。（66）

薏苡竹叶散方

薏苡竹叶透瘩方，茯苓通草蔻仁匡，

滑石连翘辛凉淡，湿热郁蒸效验彰。

卷三·下焦篇

★风温、温热、温疫、温毒、冬温，邪在阳明久羁，或已下，或未下，身热，面赤，口干舌燥，甚则齿黑，唇裂，脉沉实者，仍可下之；脉虚大，手足心热甚于手足背者，加减复脉汤主之。（1）

加减复脉汤方

加减复脉干地黄，白芍甘草麦冬匡，

阿胶麻仁同煎入，复脉中阴是祖方。

温病误表，津液被劫，心中震震，舌强，神昏，宜复脉法复其津液，舌上津回则生。汗自出，中无所主者，救逆汤主之。（2）

救逆汤方

温病误表救逆汤，汗多损伤心阴阳，

加减复脉去麻仁，加生龙牡急煎尝。

温病耳聋，病系少阴，与柴胡汤者必死，六七日以后，宜复脉辈复其精。（3）

劳倦内伤，复感温病，六七日以外不解者，宜复脉法。（4）

温病已汗而不得汗，已下而热不退，六七日以外，脉尚躁盛者，重与复脉汤。（5）

温病误用升散，脉结代，甚则脉两至者，重与复脉，虽有他证，后治之。（6）

汗、下后，口燥咽干，神倦欲眠，舌赤苔老，与复脉汤。（7）

热邪深入，或在少阴，或在厥阴，均宜复脉。（8）

下后，大便溏甚，周十二时三四行，脉仍数者，未可与复脉汤，一甲煎主之。服一二日，大便不溏者，可与一甲复脉汤。（9）

一甲煎方、一甲复脉汤方

温病下后大便溏，一甲煎是主治方，

药用一味生牡蛎，存阴涩便清热良。

便溏已止阴未复，再用一甲复脉汤，

加减复脉去麻仁，加生牡蛎服之康。

下焦温病，但大便溏者，即与一甲复脉汤。（10）

★少阴温病，真阴欲竭，壮火复炽，心中烦，不得卧者，黄连阿胶汤主之。（11）

黄连阿胶汤方

黄连阿胶芩白芍，鸡子用黄二枚搅，

真阴欲竭壮火炽，泻南补北心肾交。

★夜热早凉，热退无汗，热自阴来者，青蒿鳖甲汤主之。（12）

青蒿鳖甲汤方

青蒿鳖甲细生地，再加知母与丹皮，

邪伏阴分应透络，先入后出此方奇。

★热邪深入下焦，脉沉数，舌干，齿黑，手指但觉蠕动，急防痉厥，二甲复脉汤主之。（13）

★下焦温病，热深厥甚，脉细促，心中憺憺大动，甚则心中痛者，三甲复脉汤

主之。（14）

二甲复脉汤方、三甲复脉汤方

二甲复脉滋肝肾，加减复脉复其阴，

牡蛎鳖甲皆用生，育阴潜阳熄虚风，

三甲再加生龟板，镇心安神解心痛。

既厥且哕（俗名呃忒），脉细而劲，小定风珠主之。（15）

小定风珠方

小定风珠补元阴，既厥且哕脉细劲，

龟板淡菜与童便，鸡子用黄阿胶真。

★热邪久羁，吸烁真阴，或因误表，或因妄攻，神倦，瘛疭，脉气虚弱，舌绛苔少，时时欲脱者，大定风珠主之。（16）

大定风珠方

大定风珠鸡子黄，龟鳖牡蛎阿胶烊，

麦地芍草五味麻，滋阴熄风固脱良。

★壮火尚盛者，不得用定风珠、复脉。邪少虚多者，不得用黄连阿胶汤。阴虚欲痉者，不得用青蒿鳖甲汤。（17）

★痉厥神昏，舌短，烦躁，手少阴证未罢者，先与牛黄、紫雪辈开窍搜邪，再与复脉汤存阴，三甲潜阳，临证细参，勿致倒乱。（18）

邪气久羁，肌肤甲错，或因下后邪欲溃，或因存阴得液蒸汗，正气已虚，不能即出，阴阳互争而战者，欲作战汗也，复脉汤热饮之，虚盛者加人参。肌肉尚盛者，但令静，勿妄动也。（19）

时欲漱口不欲咽，大便黑而易者，有瘀血也，犀角地黄汤主之。（20）

少腹坚满，小便自利，夜热昼凉，大便闭，脉沉实者，蓄血也，桃仁承气汤主之，甚则抵当汤。（21）

桃仁承气汤方

桃仁承气鞠通方，归芍桃丹与硝黄，

下焦蓄血少腹坚，泄热逐瘀功效彰。

★暑邪深入少阴消渴者，连梅汤主之；入厥阴麻痹者，连梅汤主之；心热烦

躁，神迷甚者，先与紫雪丹，再与连梅汤。（36）

连梅汤方

连梅汤治暑伤阴，麻痹消渴病肝肾，

冬地阿胶酸甘苦，滋阴泄热法堪遵。

暑邪久热，寝不安，食不甘，神识不清，阴液元气两伤者，三才汤主之。（39）

三才汤方

三才汤治气阴伤，人参天冬干地黄，

心烦神昧食无味，补益气阴用此方。

喘咳息促，吐稀涎，脉洪数，右大于左，喉哑，是为热饮，麻杏石甘汤主之。（48）

湿温久羁，三焦弥漫，神昏窍阻，少腹硬满，大便不下，宣清导浊汤主之。（55）

宣清导浊汤方

宣清导浊猪茯苓，加寒水石湿热清，

晚蚕砂共皂荚子，升清降浊两相应。

卷四·杂说·治病法论

★治上焦如羽（非轻不举）；治中焦如衡（非平不安）；治下焦如权（非重不沉）。

温病学名著必读